FULL·PARTIAL

今，保険の義歯をどう作るか

—より良いものを，より効率よく—

著 村岡秀明 内田雄望

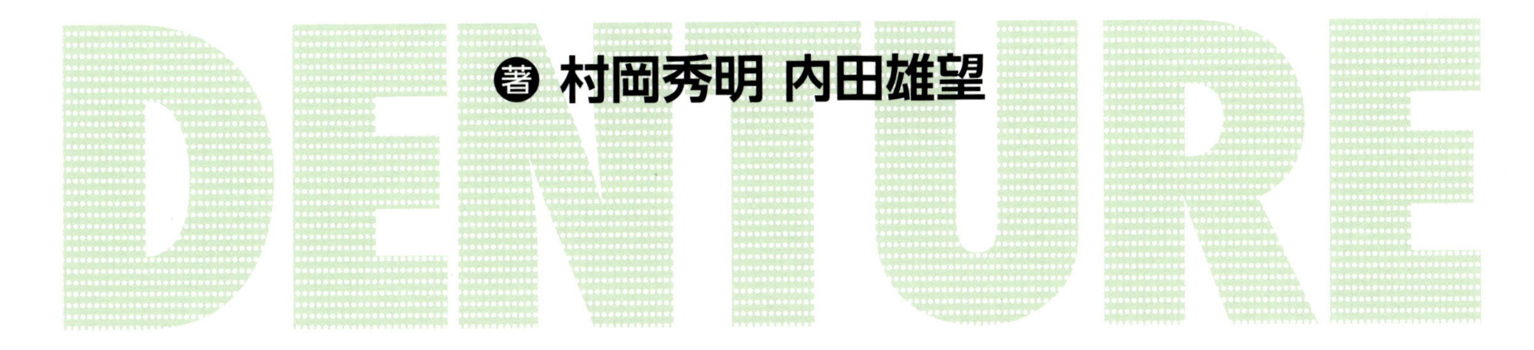

HYORON

序

私が初めて書いた本のタイトルは『保険の総義歯をどう作るか』で，日本歯科評論社（現ヒョーロン・パブリッシャーズ）から1996年に上梓されました．同書は何回か増刷されましたが在庫がなくなり，新たな対応を考えておりました．しかし，初版からずいぶんと時間も経過し，保険診療の中で扱う義歯は総義歯よりもパーシャルデンチャーのほうが数的には多いため，大学の後輩であり，保険診療に造詣の深い内田雄望先生にパーシャルデンチャーとQ&Aを担当してもらい，タイトルも『今，保険の義歯をどう作るか』として，保険の総義歯とパーシャルデンチャーについて，新たに書き下ろすことにいたしました．

よく考えてみると，『保険の総義歯をどう作るか』というのは奇妙なタイトルです．上梓した当時は初めての本でもあり，夢中で思いついたものなのですが，「では“学問としての総義歯”というもののほかに，“保険の総義歯”というものの作り方があるのか」ということになってしまいます．

総義歯治療とよく対比されるのがインプラントですが，インプラントは日々変遷を遂げています．それに比べて総義歯はほとんど変わっていません．少なくとも私が卒業した1972年からは大きな変化はありません．その前年の1971年にDr. Poundがティッシュコンディショナーを使い，一発勝負で作るのではなく，治療用義歯を利用して粘膜の改善や顎位の安定を確認し，その上で新義歯を完成させるという方法を日本に伝え，かなり革命をもたらしたと思われますが，それでも「あるべき総義歯の形が変わった」というわけではなく，「その形をさらに理想的に仕上げていくための科学的手段が得られた」ということであり，義歯の名人であるならば，従来の方法でDr. Poundが求めようとしていたものを十分に求めることができるかも知れません．

「保険の総義歯の作り方」というものが，「学問としての総義歯の作り方」と別に存在しているわけではありません．あえていえば，保険の総義歯の作り方はいわゆる保険の「青本」に書かれており，それに従って作るのが保険の総義歯の作り方で，それは大学で学んだものに従っており，そのままやればよいわけです．

しかし多くの歯科医師が経験することは，大学で教わってきたように総義歯を作っても，患者さんが入れてくれないということ，そして義歯製作に対する診療報酬が低いために，大学で教わったようには作っていられないということです．前者に関しては，大学で教えている方法が悪いのではなく，手慣れないために床が大き過ぎたり咬合高径が高過ぎたりして，入れてくれないのですが，後者には一理あって，それがためにそれぞれの歯科医師がさまざまな省力化の方法を編み出しているのです．

総義歯製作を極限に省力化して，時間をかけず簡単に作ることはできます．通常よく行われているのは，印象採得は既製トレーを使ったアルジネート印象で，仮床はパラフィンワックスのみで，ということなのですが，実はこの省力化がかえって義歯臨床を難しくし，かつ不成功の原因になっていることが多々あります．省力化して簡単に作ることができても，出来上がったものが「痛い」「外れる」であれば，結局何回も来院され，せっかくの省力化がかえって時間のかかるものになってしまいますし，出来上がったものの調子が悪いと，「あそこの歯医者は下手だ」という悪い評判につながることにもなりかねません．

そこで，“今までより少し手間はかかるが，装着後の来院は少ない”ということを目指してさまざまな方法を考え，試してきました．このような私の試みや考え方に共感し，それをパーシャルデンチャーに応用されてきたのが内田雄望先生であり，そうやってたどり着いた今の私たちが行っている方法をまとめたものが本書です．

「一番大切な，診断という項目がないじゃないか」というお叱りを受けるかも知れませんが，作り方の本なので，製作を進めていく要所要所にそれらを書き込んだつもりです．また，解剖等をはじめとした基本的なこと，従来から決まっているようなことは，他の教科書的な本に網羅されておりますので，そちらを参考にしていただきたいと思います．

最後に，この本が保険の義歯製作に悩む多くの方々にとって，少しでも役に立つものであることを願って，序文を閉じることにいたします．

2015年7月

村岡秀明

INDEX

Ⅱ　保険のパーシャルデンチャーをどう作るか

Ⅲ 保険の義歯をどう作るか

I

保険の総義歯をどう作るか

—今の私の考え方・作り方—

村岡秀明

1 『保険の総義歯をどう作るか』から20年

私が『保険の総義歯をどう作るか』を日本歯科評論社（現在のヒョーロン・パブリッシャーズ）から出版したのは，1996年のことです．あれから20年近く経って，総義歯臨床を取り巻く環境はずいぶん変わってきました．インプラントを適応して義歯を使わない無歯顎臨床が話題になりましたし，それも「臨床家には一般的ではない」とのことで，インプラントに維持を求める義歯についてもかなり研究が進んでいるようです．しかし，保険の総義歯となると，20年前とあまり変わらず，診療報酬も特段に改善されたとはいえない状況です．

ただ，私自身についていうと，臨床的手段や考え方はずいぶん変わりました．印象採得，咬合採得にコピーデンチャーを多用するようになりましたし，旧義歯を持っていない患者さんの総義歯の作り方も，自分なりに充実してきました．

そこで本書では，パーシャルデンチャーは内田雄望先生にお願いして，新たに“私の保険の総義歯作り”についてまとめることにいたしました．

作り方については症例を交えながら説明をさせていただきますが，まずその前に，総義歯はどうあるべきか，その姿をつかんでおくことが大切ですので，はじめに総義歯の考え方，あり方，あるべき姿について述べさせていただきます．

2 保険の総義歯，私の考え方

（1）コピーデンチャーを利用する

私の総義歯製作法の基本は，コピーデンチャーを利用することです．患者さんが旧義歯を持っていれば，私は必ずコピーデンチャーを作ってしまいます．そして，コピーデンチャーを“咬合堤付き個人トレー”として，印象採得・咬合採得を行っていくのです．

幸い，ほとんどの患者さんが旧義歯を持っていますし，その旧義歯が総義歯でなくパーシャルデンチャーであってもかまいません．無歯顎になっているわけですからコピーデンチャーを作り，そのパーシャルデンチャーを総義歯の形に改造し，印象採得・咬合採得を行っていくのです．いろいろな方法を私なりに試行錯誤した結果，「コピーデンチャーを利用するのが一番簡単で確実である」という結論に至ったからです．

もちろん，保険の総義歯を作る場合にも，コピーデンチャーを利用するのです．言葉を換えれば，「保険の総義歯だからこそ，コピーデンチャーを利用する」といっても過言ではありません．なぜならば，総義歯臨床の中では，保険の総義歯を作ることが一番難しいからです．というのは，保険の総義歯作りは，総義歯製作の難しさを凝縮したようなところがあるのです．

古くから定番のようにいわれている総義歯の製作法は，印象採得→咬合採得→試適→装着，というステップで行われます．しかし，この方法には大きな欠点があります．それは，それぞれのステップでの確認が行われないまま，次のステップに進んでしまうということです．まず，印象採得をします．しかし，その印象がよいかどうかの確認を行うことなく，咬合採得に移ります．次に咬合採得したその顎位が，それでよいのかどうか確認されることなく，排列のステップに入ります．そして排列された義歯を試適して，完成，装着されるということになりますが，そのステップ毎の確認は，それこそ術者の勘に頼っているに過ぎません．何をもってこの印象でよいといっているのか，何をもってこの咬合関係でよいといっているのか，術者の勘に頼っているだけなのです．

ところが1971年，Dr. Earl Poundが日本に「治療用義歯」という考え方を持ってきました．それは患者が入れている義歯を修正して悪い状態を改善し，その改善した義歯（治療用義歯）の形や装着感で問題がないかどうかを確認し，それから新義歯製作に入るという考え方であり，日本においてもこの方法によって総義歯製作が行われるようになってきました．これは先に述べた従来の総義歯製作法の欠点を補い，単なる術者の勘と経験だけに頼らずに総義歯を作っていくという科学的な方法です．

しかし，治療用義歯は保険診療では認められておりません．その上，義歯に関する保険の診療報酬が低いものですから，長い診療時間を費やすことができず，印象はアルジネートだけで採得されることが多いために，ますます総義歯臨床が難しく，術者にとって面白みのない仕事になってしまっています．

多くの診療時間を費やすことができず，ステップ毎の確認ができず，印象もアルジネートだけで採得するという，本当に名人・達人でなければできないような総義歯の作り方を，保険診療では要求されているのです．

確かに割り切ってしまえば，総義歯を簡単に作ることはできるかも知れません．しかし，そのできた総義歯が「痛い」「外れる」「噛めない」ということであると，かえっ

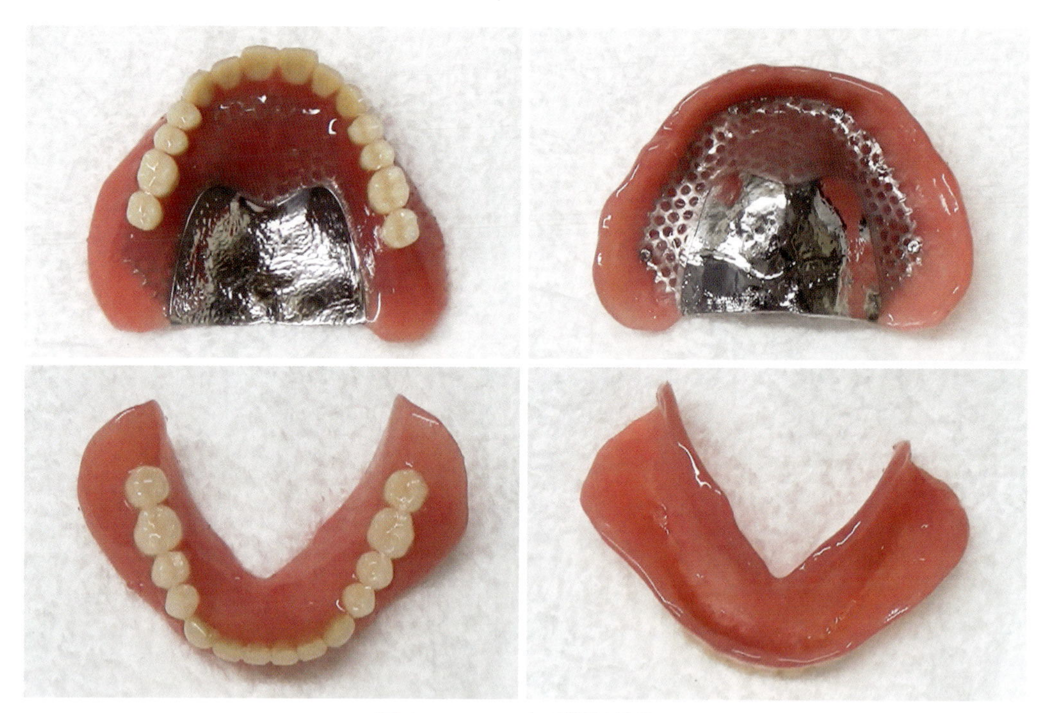

図1-1～4　上下顎旧義歯.

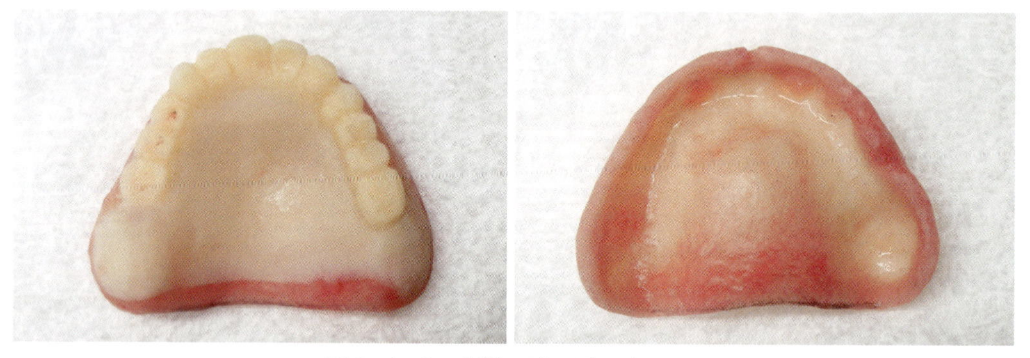

図2-1・2　上顎コピーデンチャー.

て手間と時間がかかり，さらには医院の評判を落とすということにもなりかねません．それを少しでも改善する手段が，コピーデンチャーを利用することなのです（**図1・図2**）．

もちろん，旧義歯を持っていない患者さんもいます．したがって，本書の中ではコピーデンチャーを利用した方法を中心に述べますが，旧義歯を持っていない場合に，まずアルジネート印象を行い，その後に咬合床を作り，咬合採得をしていく方法についても述べていきます．

（2）総義歯のあり方，あるべき姿について

総義歯臨床においては，“どのように作っていくか”という作り方よりも，まず“何をどのように求めていくか”ということが大切で，それは保険の総義歯であっても変わりません．ゴールがわからないとただむやみに歩き回り，目的地ではないところに

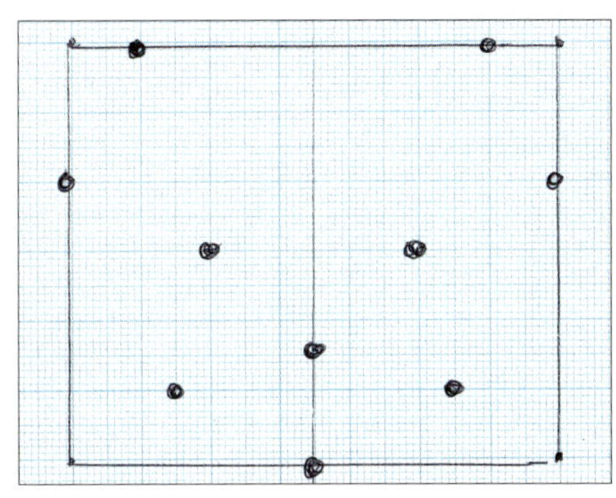

図３　方眼紙に横７cm・縦６cmのワクを描き，そこに上記のような左右対称な点を打つ.

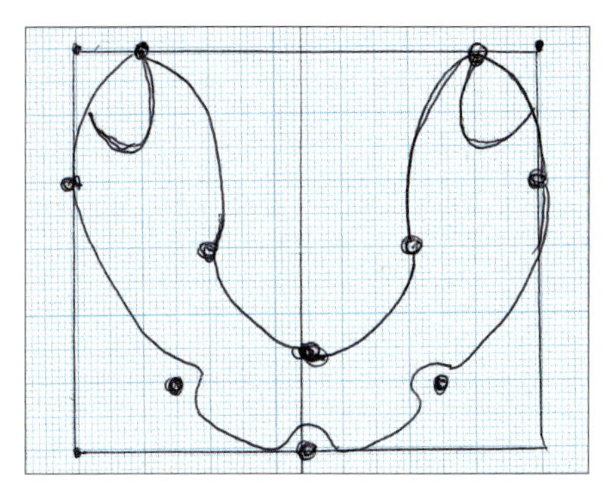

図４　その点をなだらかな曲線で結ぶと，総義歯の形になる.

たどり着いてしまいかねません．そこで，保険の総義歯をどう作るかの前に，あるべき総義歯の姿について述べていきたいと思います．

１）総義歯には総義歯の形がある

私は，総義歯をまず形から教わりました．総義歯には総義歯の形があるという言葉があって，まず「あるべき入れ歯の形を覚えろ」ということです．そしてその基本は，左右対称だということです．総義歯の形は左右対称なのです．

地球上に存在するものは，地球の重力に対抗するためにすべて左右対称にできています．テーブルの上にあるペットボトルもお皿もティーカップも，みんな左右対称です．外へ出ると，自動車も船も飛行機も潜水艦もヘリコプターも自転車も，左右対称です．そして私たちの体も左右対称なのです．

先日，あるところでその話をしたら，解剖の教室に残っていたという先生から，「心臓は左にあって肝臓は右にあって，人間の体は左右対称じゃないよ」といわれました．そうです，その程度の左右対称なのです．よく見ると顔は左右が違っています．右足と左足の大きさも少し違いますし，右手と左手も大きさが少し違うのです．しかし，右手が左手の倍の大きさがあったりはしません．左右対称なのです．

事故や腫瘍で顎の手術を受けた方は，左右が違っています．いわゆる顎補綴が行われた義歯は左右対称な形をしていません．それは後天的に形が変えられているからです．また，抜歯が行われたばかりの顎堤も左右対称ではありません．抜歯窩があるからです．しかしそれも，抜歯窩の治癒が進むと左右対称な形になっていきます．ということは，抜歯窩の治癒が極限まで進んだ症例，すなわち，顎堤吸収が進んでいる症例は左右対称です．いわゆる難症例といわれる，高度な顎堤吸収を起こしているものに作った総義歯は，絶対に左右対称の形をしていると思って間違いありません．

図３を見てください．グラフ用紙に左右対称に点が打たれています．これは，船橋で開業されている三輪晃裕先生から教わったものです．そして**図４**はグラフ上の点を曲線で結んであります．これが下顎の総義歯の形であると，三輪先生が教えてくれた

ものです．このことから，三輪先生も総義歯には総義歯の形があり，その形は左右対称だと考えていることがわかります．

一人の患者さんの総義歯を５人の名人・達人が集まって作っていくと，５組の同じ形の総義歯が出来上がります．それは，名人・達人たちは総義歯の形を知っていて，その形になるように作り上げていくからです．さらに，自分の腕前が上がってくると，自分が作った５人の患者さんの総義歯が，みんな同じ形になっていきます．そのように，総義歯には総義歯の形があり，その形が理解できるようになると，総義歯がうまく収まっていくようになります．

2）なぜ「総義歯らしい形」について理解しなければならないのか

２枚のガラス板の間に水を垂らして，そのガラス板をくっつけると，離れなくなります．その原理で総義歯は吸着するのだという考え方があります．確かに，顎堤にある程度の高さとボリュームがあると，その原理だけで義歯は維持安定されます．しかし，顎堤の吸収が進んでくると，総義歯の維持安定は，粘膜面の適合だけでは成り立たせることができません．顎堤の吸収が進み，可動粘膜ばかりになってしまったような症例では，それを避けるように小さく義歯を作ると，ますます維持安定が悪くなってしまいます．このような症例では，可動粘膜を避けるのではなく，逆に義歯の辺縁が可動粘膜で取り込まれるように作ると，かえって維持され安定します．すなわち，頬筋や舌など義歯周囲の組織と調和のとれた，いわゆる総義歯らしい形を作ることが必要なのです．

しかし，この先があります．それは，その形が出来上がったら，今度は義歯を動かさない咬合を与えるということです．「動かないようにしたら，動かさないようにしろ」です．上下顎人工歯のリンガライズド的接触関係と，側方運動における両側性平衡が必要なのですが，それについては，後半で述べることにします．

3）天然歯の状態を復元する

私は卒業したばかりの頃，仙台で開業されている阿部晴彦先生に出会いました．父の知人であったので，お話を聞くことができたのですが，その阿部先生が私にいった第一声は「無歯顎臨床は，考古学であり建築学である」という言葉でした．

総義歯は，いわずと知れた無歯顎に作るものですから，天然歯が１本もありません．パーシャルデンチャーであれば何本か残っておりますので，排列位置や咬合平面を推理しやすいのですが，無歯顎では何もなくなっています．例えば，弥生時代の集落を再現しようとしたとき，そこに１本でも柱が残っていたら，建物の大きさや建っていた位置などが推理しやすいわけですが，何もなくなっているのですから，推測しなければならないわけです．したがって，阿部先生のいう「無歯顎臨床は，考古学であり建築学である」という言葉になってくるわけですが，はじめは単にその程度の言葉だと思っておりました．ところがよく考えてみると，これにはもっと深い意味があるの

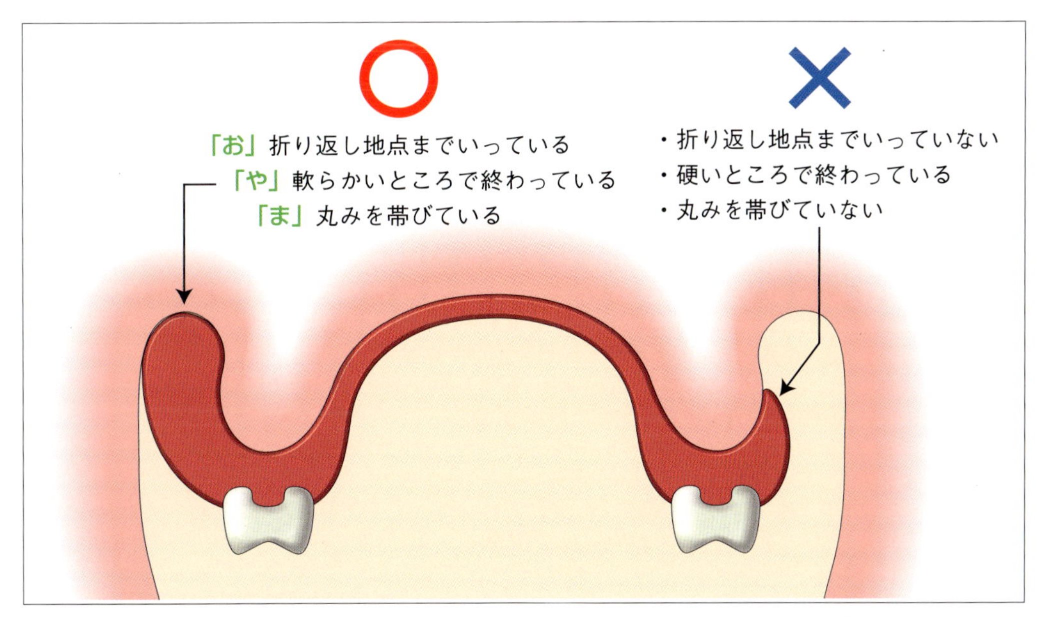

図5　総義歯の辺縁は「おやまの法則」に従って作っていく（村岡秀明『臨床に即応できる！　総義歯吸着への７つのステップ』17ｐより）

です．単に総義歯の難しさについて述べているだけでなく，元あった天然歯の状態を再現するという意味なのです．

なぜこれが深い意味かというと，上顎の天然歯は頬側の骨が薄いために，抜けると頬側から吸収し，上顎の顎堤は小さくなってしまいます.「考古学であり建築学である」ということは，昔の状態を再現するということですから，顎堤頂が口蓋側に移動して顎堤が小さくなっても，人工歯は天然歯が元あった位置であり，顎堤の外側に排列しないと天然歯の状態が再現されない，ということがあるからです．

下顎の顎堤はほぼ垂直に吸収していくので，この問題は下顎よりも上顎において重要で，義歯の転覆や審美的な排列，そして装着感などに関連して，このことがデンチャースペースの適切な回復にもかかわってきます．上級者が初心者に向かって,「お前らは下顎の総義歯が難しいと思っているんだろうが，そうじゃないんだ．総義歯というのは，下顎より上顎のほうが難しいんだぞ」といったりするのは，ここら辺りの問題を指しているのかも知れません．このことはまた後で触れることにいたします．

4）おやまの法則

もう少し話を進める前に，「おやまの法則」について触れておきます．「おやまの法則」とは，辺縁のあり方について説明したものです．

義歯の辺縁は,

「お」: 折り返し地点までいかなければならない

「や」: 軟らかいところで終わっていなければならない

「ま」: 丸みを帯びていなければならない

という法則です（**図５**）.

ただ，例外になっている場所もあります．それは，上顎では後縁部，下顎ではレトロモラーパッドの後縁部とその舌側の床です．ここは辺縁を薄く仕上げるところなので，厳密な意味での「ま」からは外れてしまいます．おやまの法則を満たすことが，総義歯の維持安定にとってとても大切なことになります．

ついでに述べておきますが，上顎結節の頬側辺縁と口蓋の一番深いところは，ほぼ同じ高さです．

5）印象は顎骨の形を採る

保険の総義歯はアルジネート印象だけで製作することが多いのですが，ここで「なぜアルジネート印象だけで総義歯を作るのが難しいのか」について触れてみたいと思います．

総義歯の印象は粘膜の状態を採ろうとしているのですが，見た目上の粘膜の形を印象しようとしてもうまくいきません．特に下顎は顎堤吸収が進むと可動粘膜が多くなり，頬を引っ張ったり舌を動かしたりするとほとんど動いてしまい，どんな大きさの総義歯を作ったらよいのか迷うというのが多くの術者の経験するところです．しかし，それを印象に採っていくと，いろいろな形の義歯ができてしまいます．

顎堤が吸収していてもしていなくても，義歯の外形が同じになるというのは，粘膜を印象するのではなく，顎堤の形を印象していくからなのです．粘膜を剝離して顎骨の印象をするわけではありません．私は卒業したばかりの頃に，仙台の阿部晴彦先生から「粘膜を採るんじゃなくて，粘膜をシースルーして下の顎骨の形を採るのだ」と教わりました．それからしばらくして出会った横浜の加藤武彦先生からは，「骨体を採る」と教わりました．最近，加藤先生は骨体を採るといわずに「骨面を採る」と表現し，自身の採った印象を「骨面印象」と呼ばれているようです．私は，これを俗っぽく「ボディコンにする」といっておりますが，これを採ることができると，同じ形の印象が採れるようになっていきます．

ところが既製トレーを使ったアルジネート印象だけであると，ここがなかなかうまく採れません．辺縁が薄かったり足りなかったり，逆に厚くなってしまったりします．コピーデンチャーを使用すれば，この部分について解決することが容易です．「コピーデンチャーを利用しなくても，個人トレーを作ればよいのではないか」と思いがちですが，コピーデンチャーは個人トレー印象の欠点を補っています．

6）顎堤吸収が進んだ症例の個人トレー印象の難しさ，咬合採得の難しさをコピーデンチャーがカバーする

個人トレーを使って顎堤吸収が進んだ症例の印象採得をすることの難しさに，トレーを出し入れする度に異なった場所にトレーを位置付けてしまうということがあります．したがって，辺縁の形を作る際に何度も出し入れをしないほうがよいのですが，コピーデンチャーの場合は咬合面があるので，個人トレーとしてのコピーデンチャー

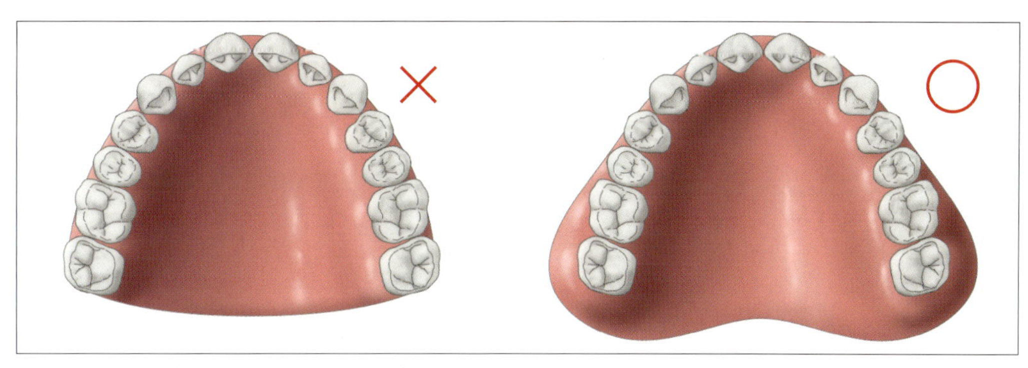

図6　咬合面から見て，大臼歯辺りの頬側に床が見えることが必要である．左の図がなぜダメかというと，臼歯部人工歯の頬側に辺縁が見えないからである．

は必ず同じ場所に位置付けられます．

次に，トレーに人工歯が付いているということです．私はパーシャルデンチャーを印象する際の個人トレーには，将来人工歯が並ぶ場所に蠟堤を付けますが，人工歯が付いた状態の辺縁を採るべきなのでそのようにしているのであり，コピーデンチャーであればこれについても解決されています．

また，開口状態であるとレトロモラーパッドの形が変わるため「印象はなるべく閉口状態で採ったほうがよい」といわれますが，コピーデンチャーであれば，最終完成義歯と同じ咬合高径で印象が採られているので，これらのことも解決しています．

そして最後に，一番重要なことがあります．それは，コピーデンチャーを利用すると印象採得と咬合採得が同時に行われるということです．顎堤吸収の進んだ症例における咬合採得の難しさは，仮床の維持安定にあります．仮床に付けた蠟堤を軟化して咬合採得をすると，一見確実に咬合採得されているようでも，仮床が浮き上がったり回転していたりすることがあるのです．それが外からは見えません．そのため，「咬合採得は確実に行われていたはずなのに，完成した総義歯の咬合関係が違う」ということが起こってしまうことがあるのです．これらについても，コピーデンチャーを利用すると印象採得と咬合採得が同時に行われているため，そのようなエラーは起こりません．

後ほど少し触れますが，コピーデンチャーを使わずに以上のことを解決する方策は，試適時にワックスデンチャーを使って印象を採得するという咬座印象法です．

また，一次印象はアルジネートで行っておいて，咬合採得の際にもう一度印象採得するという方法もあります．

7）義歯外形と人工歯排列位置の関係

次に，義歯外形と人工歯との位置関係についてです．これは上顎義歯床辺縁の厚みやデンチャースペースにも関係したことで，維持安定に重要な役割を果たしています．

まず第一に大切なことは，咬合面から見て上顎大臼歯の頬側に義歯辺縁が見えなければならないということです（**図6**）．上顎臼歯部辺縁よりも人工歯が外側にあると，

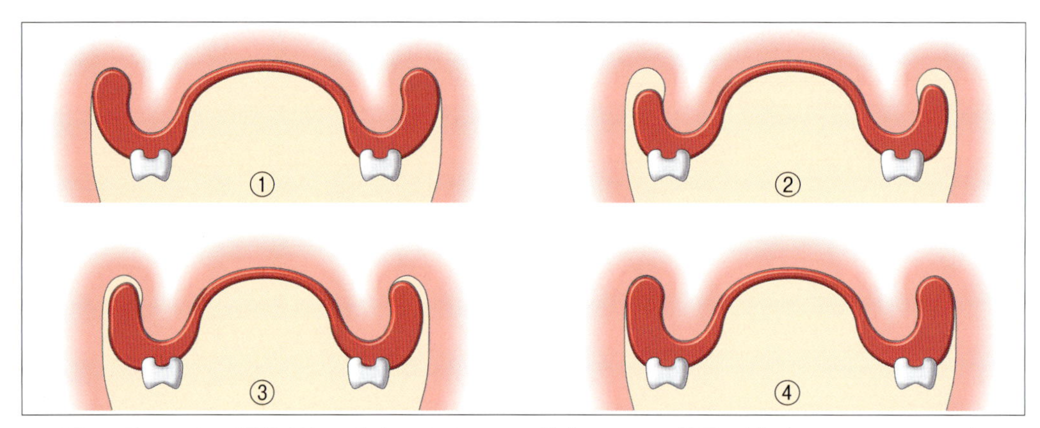

図7 ①のように顎堤吸収の少ないときは，天然歯のあった位置に排列できたのであるが，②のように顎堤が吸収して顎堤頂が狭くなったのに，そのまま人工歯の位置が天然歯の位置にあると義歯は転覆してしまう．そこで，③のように人工歯の排列を狭くして，義歯の辺縁を人工歯より頬側にして安定を図ったのだが，これでは口腔内が狭くなり，患者さんは義歯を入れていられない．そこで現在は，④のように人工歯は元あった天然歯の位置のままにし，頬側のデンチャースペースを回復する考え方になっている．

義歯は転覆してしまいます．そのため，人工歯の位置よりも頬側に辺縁がなければならないのです．このことは，顎堤の吸収が進んでいなければあまり問題にはならないのですが，先に述べたように，上顎の天然歯は頬側の骨が薄いために，抜けると頬側から吸収し，上顎の顎堤は小さくなってしまいます．小さくなった上顎顎堤の上に，元あった天然歯の位置に人工歯を排列すると，人工歯の頬側よりも顎堤のほうが狭くなるために，「咬合面から見て頬側の床が見えない」ということになってしまいます．

これだと上顎義歯が転覆するため，それを解決するために人工歯を口蓋側に寄せて狭く排列することが行われました（**図7－③**）．これによって頬側の床を見えるようにして安定させようとしたのですが，発音，咀嚼，装着感がものすごく損なわれることになります．そこで，天然歯が元あった位置に人工歯を排列し，なおかつ頬側の床を見えるようにするために，頬側の歯槽骨が吸収して狭くなった顎堤の頬側に床の厚みをもたせ，元あった頬側の歯槽骨を再現するということを行いました（**図7－④**）．これがデンチャースペースを再現するということになるわけですが，これを正確に再現することがなかなか難しいわけです．

下顎はほぼ垂直に吸収するので，下顎人工歯の排列位置が本来あるべきデンチャースペースを再現するのに大いに役立ちます．そこで，これを下顎との関係で考えてみたいと思います．

8）下顎人工歯の排列位置から見た上顎人工歯の頬舌的排列位置

下顎人工歯の頬舌的排列位置は，パウンドラインで設定します．パウンドラインとは，Dr. Earl Poundが提唱した下顎臼歯部の頬舌的排列位置の基準で，パウンドの本には「Cuspid to pad line」と書いてあるのですが，パウンドが提唱したので通称「パウンドライン」と呼ばれています．

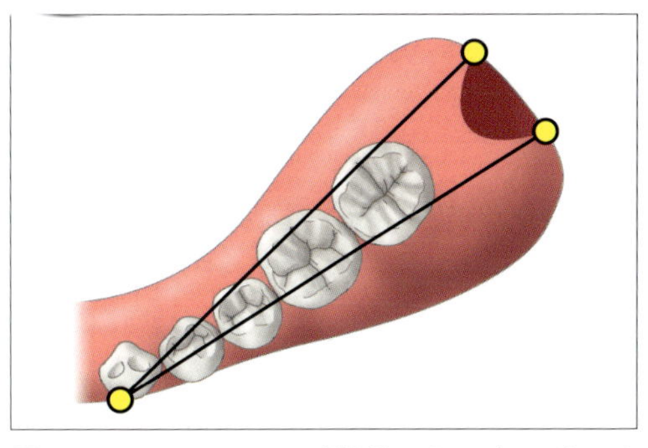

図8　Dr. Earl Poundが提唱したパウンドラインは，下顎犬歯の近心隅角とレトロモラーパッドの頬舌側を結んだ三角形を下顎人工歯の排列基準としている．

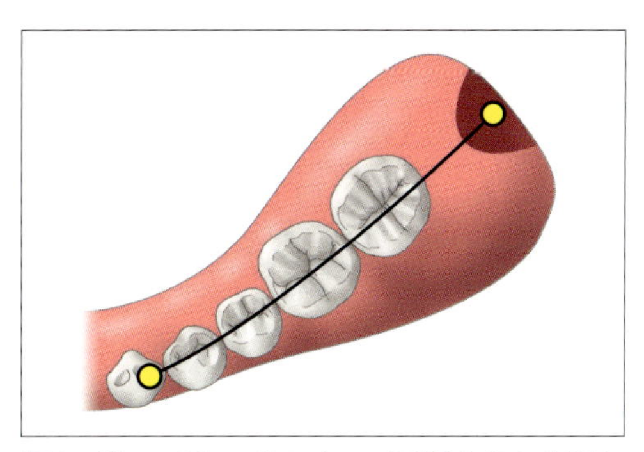

図9　私のパウンドライン．下顎犬歯の尖頭とレトロモラーパッドの真ん中を線で結び，そこを下顎臼歯の中央溝とする．

パウンドラインは，前歯部の排列が適切に行われることが前提です．パウンドは発音から前歯部人工歯を排列していましたが，私は審美性を考慮しながら排列しています．まず3┼3まで排列し，それに合わせて3┼3を排列します．するとそこで，3の位置が決まります．その3の近心偶角とレトロモラーパッドの頬側と舌側を結んだ三角形の中に下顎臼歯の舌側咬頭が入るというのがパウンドラインです（**図8**）．もっと具体的にいえば，下顎犬歯の近心偶角とレトロモラーパッドの舌側を結んだ線よりも，下顎臼歯は舌側に排列しないようにするというのがパウンドラインです．

9）なぜパウンドラインなのか

パウンドラインを参考に臼歯部の頬舌的排列位置を決定することは，日本でもほぼ定説になっています．では，なぜパウンドラインを基準に排列するとよいのでしょうか．

実は何のことはない，パウンドは「天然歯はここに並んでいるよ」といっているのです．はじめから述べているように，現代の総義歯学は天然歯のあった状態を再現しようとしているのです．それは，総義歯が単に顎堤の上に乗っているだけではなく，周囲組織に囲まれて維持安定されているからなのです．

10）私のパウンドライン

私も，臼歯部の排列位置はパウンドラインを参考にしていますが，具体的に求める方法が違います．ここでは，私のパウンドラインの求め方について説明します．

上下顎前歯が排列されるところまでは同じです．上下顎前歯が排列されると，下顎犬歯の位置が決まります．私は，犬歯の尖頭とレトロモラーパッドの真ん中を線で結び（直線でなく，ややカーブを付けます．舌の側面はカーブしているからです），その線上に下顎臼歯の中央溝がくるように排列します（私は上顎臼歯から排列するので，実際にはその線上に上顎臼歯の舌側咬頭がくるように排列します）．これが私のパウンドラインです（**図9**）．もし，レトロモラーパッドの中央がわかりにくかったり，レトロモラーパッドが極端に舌側に倒れているような場合は，臼歯部顎堤頂の延長上をレトロモラーパッドの中央として考えます．

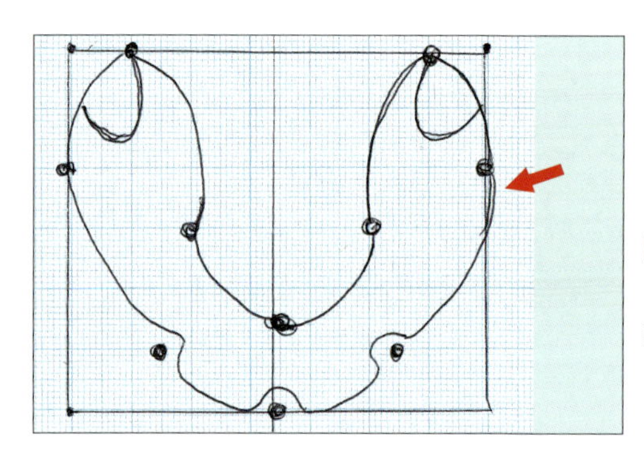

図10　頬の外側から指で触って義歯の辺縁を感じるようであれば，⬅に示す部分が長過ぎる．総義歯であれば浮き上がりの原因になるし，パーシャルデンチャーであると常に違和感を感じるようになる．

もうひとつの見方は，咬合面から見て，$\overline{|6}$の遠心から$\overline{|7}$にかけての人工歯は下顎の床の真ん中にきますから，印象がきちんと採れていれば，印象の舌側辺縁と頬側辺縁の真ん中を人工歯の位置とします．

このようにすると，大臼歯の頬側の床の上に頬筋が乗り，舌側の床の上に舌が乗り，義歯を維持安定させます．そのためにパウンドラインを参考に臼歯部人工歯を排列するのです．そして，下顎臼歯部人工歯と対合するように，上顎臼歯部人工歯を正常な被蓋で排列します．反対咬合や交叉咬合にはしないのです．ということは，上顎の顎堤が吸収して，顎堤頂が口蓋側に移動しても，義歯床に厚みを付けることで，元あった歯槽骨の厚みを回復して，天然歯が萌出していたときの上顎臼歯の位置に上顎総義歯の人工歯を排列してあげるのです．この厚みを回復することが，デンチャースペースを回復することにもつながります．

11）下顎臼歯部頬側辺縁の位置

総義歯は，上顎よりも下顎のほうが難しいといわれていますが，頬側辺縁の位置は下顎のほうが単純です．基本は，前述した三輪先生のグラフ用紙に書かれた図で，少し膨らんだような形であり，ここは外斜線のところです（**図10**）．ただ，頬筋は前後的に走行しているので，印象材が硬めであると辺縁が長過ぎるようになります．そこで，長過ぎることを予防するために，印象採得の際に「イー」とか「ウー」とかいわせてみたり，指を吸ってもらったりします．

ここのところは，印象採得の際に完璧なものを求めなくても，完成した義歯を調整できるところですから，完成義歯のセット後，頬の外側から触って出っ張っているかどうかで判断しています．頬の外から触って義歯辺縁を感じるようであれば，長過ぎます．長過ぎると違和感がありますし，義歯が浮き上がる原因にもなります．

12）下顎臼歯部頬側辺縁と上顎頬側辺縁との位置関係

いわゆる外斜線部といわれるところの，下顎大臼歯部頬側の辺縁の位置が決まると，それをまっすぐ上に伸ばした辺りが上顎頬側の辺縁になります．先に述べたように，上顎臼歯歯槽骨は抜歯後に頬側から吸収していくので，顎堤頂は口蓋側に移動していきます．だからといってそのまま大臼歯を顎堤頂上に排列してしまうと，大変装着感

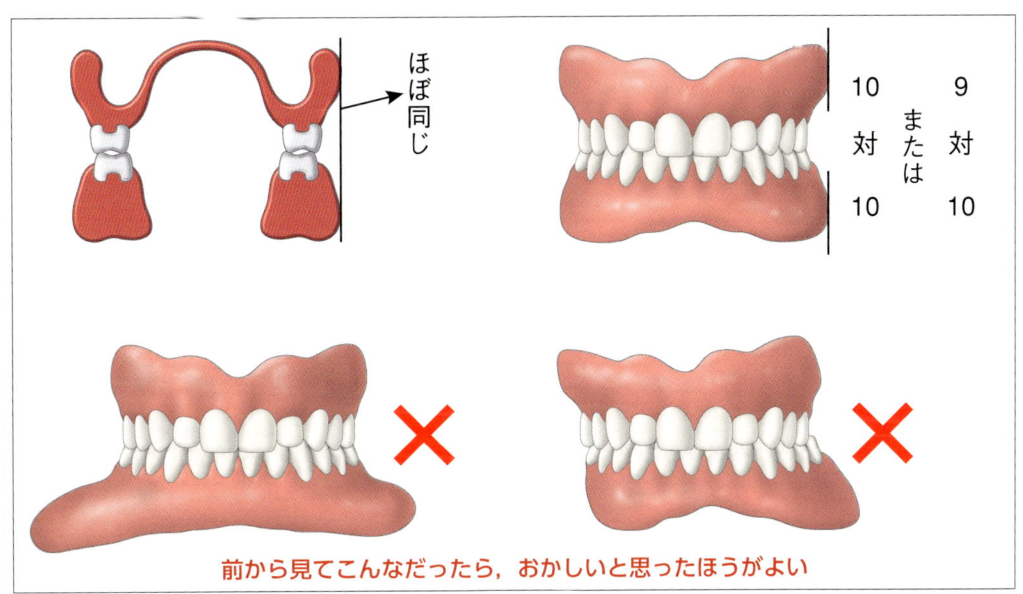

図11　前から見てこんなだったら，おかしいと思ったほうがよい

の悪い義歯が出来上がり，入れていられないということになってしまいます．そこで，頬側の床を元あった歯槽骨の厚みに回復して，上顎大臼歯を顎堤頂より外側の，元の天然歯の萌出していた位置に排列したいわけですが，その頬側辺縁の厚みが難しいというわけです．

ところが，天然歯の模型を見るとわかりますが，上顎臼歯の頬側の歯槽骨の位置と，下顎の外斜線の位置はほぼ同じです．同じか，ちょっと上顎が小さいくらいです．このことから，下顎の外斜線の位置，すなわち下顎臼歯部義歯辺縁を真上に延長した位置が上顎の辺縁ということになります．上顎の歯槽骨が吸収して顎堤頂が口蓋側に移動しても，義歯を小さく作らずに，下顎義歯辺縁の真上ぐらいまで頬側の床の厚みを回復してあげるのです．そのことによって，上顎の義歯を咬合面から見ると，大臼歯の頬側に義歯辺縁が見えてくるようになります．ということは，上顎の顎堤が吸収して顎堤頂が口蓋側に移動していても，その顎堤頂を外して人工歯をもっと頬側に（それは天然歯が萌出していた位置なのですが）排列しても，上顎の義歯が転覆しないということなのです．そして，それに対して下顎の人工歯は臼歯部床の真ん中に排列されていますから，下顎は維持安定されるということになります．

13）下顎総義歯の形を考える─顎堤吸収が進んだ場合

総義歯は左右対称な形をしているという話をしましたが，ここでは下顎総義歯のもっと具体的な形について述べてみたいと思います．基本は三輪先生のグラフ用紙に書いた形です（**図４**，**図10**）．この咬合面から見た形は，顎堤の吸収が進んでいてもいなくても同じです．特に下顎は顎堤の吸収が進むと可動粘膜ばかりになって，頬を引っ張ったり舌を動かしたりするとみんな動いてしまい，どんな大きさの義歯を作ったらいいのだと悩んでしまいがちですが，悩むことはありません．顎堤があったときと同じ形の義歯を作ればよいのです．大丈夫です．そこで小さく作るとますます義歯は安定しません．

図11でわかるように，辺縁の位置は変わりません．ということは，顎堤が吸収したからといって，舌側の床を深くして安定させることもできないのです．では，顎堤吸収が進んだ症例では，どこで維持安定させるのでしょうか．実は，どんなに下顎顎堤の吸収が進んでも，吸収しないところがあるのです．それはレトロモラーパッドです．特に，顎堤吸収が進んだ下顎の症例では，レトロモラーパッドの上に床がきていることが必要です．上顎との関係があるので，レトロモラーパッドの2/3ぐらいまで覆うのがよいと思います．

14）下顎総義歯の舌側辺縁

下顎の舌側辺縁は，咬合平面に平行に設定します．舌小帯の付け根から咬合平面に平行にずーっとレトロモラーパッドの舌側までもってきます．顎堤の吸収が進んでいる症例では前歯部から最後臼歯部辺りまで，顎堤頂と同じくらいの高さです．ところが，レトロモラーパッドは吸収しないので，そこにくると急に舌側に壁ができるのです．ここに舌が乗って，下顎の総義歯は維持安定されます．そのために，下顎総義歯はレトロモラーパッドの2/3のところまで床縁が必要なのです．そして，そこから外斜線に沿って頬側の床は膨らむので，三輪先生のグラフ用紙の図の形になるのです．

また，粘膜面から見たときには，顎堤頂の位置から同じ幅で舌側と頬側に辺縁があり，特に舌側の辺縁は丸みを帯びさせることが大切です．

15）下顎総義歯の頬側辺縁

下顎総義歯の頬側辺縁は，義歯を入れて頬の外側から触ったとき，義歯の床縁に触れないようにすることです．義歯の床縁を感じるようでは長過ぎます．開口すると義歯が浮き上がる原因にもなります．

16）上顎総義歯が外れるとき

上顎総義歯の吸着は，上顎結節を抱え込む頬側の床と後縁部の封鎖が一番大切です．そして，ハミュラーノッチも完全に封鎖している必要があります．後縁部はアーラインといって，患者さんに「アー」っといってもらって動かない範囲に床をとめますが，そこは口蓋小窩に一致していることがほとんどです．そこで，もしアーラインの確認を忘れてしまっていたら，口蓋小窩と後縁部を一致させておけばよいと思います．そこは義歯が完成してからでも修正できるところですから．

印象時には大丈夫だと思っていたものが，義歯が完成して口腔内に入れたら吸着しないということがあります．「あれ，ゆるいな」という感じです．患者さんからも「ゆるいですね」といわれたりします．模型作りの誤差や重合収縮などがあり，また義歯粘膜面を研磨し過ぎている場合などがあります．いずれにしても，上顎は口の中に入れてまったくゆるいようだったら，直ちに直接リライニングを行ってしまうほうがよいと思います．下顎は慌てることはありません．まず咬合調整をしてみてからです．しかし，上顎はリライニングしてしまったほうがよいようです．

「義歯は吸着しているんだけど，使うと落ちる」といわれる場合があります．「口をすぼめるようにすると外れる」というような場合は，辺縁が長過ぎる場合や小帯がうまく逃げていない場合があるので，フィットテスター（トクヤマ）やフィットチェッカー（ジーシー）などの白色シリコーン適合試験材を使って，義歯の形をチェックする必要があります．

次に，「使うと外れる」といわれる場合ですが，はじめのほうで述べたように，上顎の義歯を咬合面から見て，大臼歯の頬側に辺縁が見える必要があります．そうでないと床縁よりも人工歯が頬側にはみ出ているということですので，外れてしまいます．だからといって，口腔内が狭くなるような，人工歯を口蓋側に移動する方法をとってはいけません．その上顎総義歯はデンチャースペースが回復されていないということですから，そのようなときは，大臼歯部の頬側の床に厚みを付け，咬合面から見て人工歯の頬側に床が見えるようにします．

それと同時に確認しなければならないことがあります．それは反対側の床縁が折り返し地点までいっているかを確認するということです．おやまの法則が守られているかどうかということです．床が折り返し地点までいっていることによって，それを頬筋が包み込んで義歯の脱落を防いでいるからです．

そしてもうひとつ，側方運動時に人工歯の頬側咬頭内斜面が接触していないことを確認することです．すなわち，リンガライズドオクルージョンの状態になっているかを確認するということです．側方運動時に頬側咬頭の内斜面が当たっていると，側方運動時に上顎総義歯が外されてしまいます．天然歯を再現することを理想としていると述べてきましたが，歯根が失われている総義歯では，ここは便宜的に天然歯とは違う接触状態を与えます．

17）あっちが痛い，こっちが痛い，といわれたら

辺縁の形を白色シリコーン適合試験材でチェックすると述べましたが，粘膜面の当たりは，デンスポット（昭和薬品化工）でチェックします．井上ひさしが江戸時代に地図を作った伊能忠敬をモデルに書いた『四千万歩の男』を読んでいたら，忠敬が蝦夷に渡ったときに入れ歯の具合が悪くなって，偶然出会った入れ歯師に木製の義歯を作ってもらうシーンが出てきました．けっこう精細に義歯の作り方が書いてあるのですが，その中に粘膜面を調整するところがあって，なんと江戸時代は食紅を使ってチェックして合わせていたんだそうです．デンスポットは白ですから，紅が白に替わっただけで，伊能忠敬の時代と同じことをしているわけです．それはさておき，粘膜面の適合はデンスポットでチェックすることができます．

当たっているところをチェックし，「もう痛いところはない」といっていたのに翌

日来院してきて「痛い」という．そこで，当たっている部分を削りますが，また翌日，今度は「別のところが痛い」といってやってくる……．そのようなときは，もう義歯粘膜面の形と顎堤とが合っていないのではなく，咬合が合っていないと思ったほうがよさそうです．上顎の機能咬頭が下顎人工歯のどこかの斜面に当たって，義歯を動かしているのです．そのようなときに粘膜面を削合すると，痛みが止まらないだけでなく，かえって義歯はゆるくなってしまいます．このようなときは咬合調整をするのです．

しかし，この咬合調整にも落とし穴があります．総義歯は，クラウン・ブリッジやパーシャルデンチャーとは異なり，天然歯や鉤歯に固定されていないので，咬合紙で咬合をチェックしようとしても，早期接触部位ですべって義歯が動いて咬合してしまうので，削るべきところがわからないのです．そこで，「あっちが痛い，こっちが痛い」というような事態になったら，リマウントをしたほうがよいと思います．というよりも，実は保険の総義歯作りを，チェアタイムを少なく効率的に行うための裏技はリマウントです．来院回数は１回増えますが，咬合調整の時間は非常に少なくてすみます．しかし，そのためには顎位を的確に求める必要があります．

18）総義歯作製のための顎位は

顎位には，垂直的顎位と水平的顎位があります．水平的顎位を求めるためには，先に垂直的顎位を決める必要があります．

垂直的顎位を求めるための方策は古くからいろいろ研究されていますが，決め手はありません．私は総合的なことを勘案しながら，最終的には顔貌から判断します．「らしい顔」になったなあ，ということですが，これもまた科学的でなく，頑張り過ぎて高過ぎたり，遠慮し過ぎて低過ぎたりします．旧義歯があれば，旧義歯の状態がどうかを判断の基準にしています．旧義歯がないときはどうするか，それは後ほど，「**3．保険の総義歯，私の作り方**」のところで述べます．

垂直的顎位と異なり，水平的顎位は，名人・達人であれば，どの術者がやっても同じポジションが採れます．垂直的顎位には幅がありますが，水平的顎位はそれほど幅がないからです．この顎位は，はじめは誘導して求め，自律的にやっても同じ位置にいくポジションだと思います．私は最終的に嚥下した位置で早期接触なく上下の義歯がピッタリ合うというのがよいと思っていますが，食べるのはやや前であったりするので，その間に咬合干渉がないように，いわゆるロングセントリックないしはワイドセントリックな状態に仕上げています．

19）咬合と咬合調整

上下顎人工歯の接触関係は，リンガライズドオクルージョンタイプにします．前歯は接触せずに，上顎左右人工歯の機能咬頭10点が下顎の窩に接触しているということです．前歯の被蓋の関係で１歯対１歯になることもありますし，１歯対２歯のこともあります．

まずその上下の接触関係に再現性があることが大切です．タッピングを誘導して，最終的には自律的にタッピングしてもらって，同じところへ左右均等に当たることが大切です．これは咬合紙でも確認するのですが，まず左右均等に当たっているように良い音でカチカチとタッピングができていることです．

それが確認されたら，今度はスムーズに，なるべく真横の感じで側方運動できることです．このときに犬歯誘導になったり，臼歯部の頬側咬頭は接触しないほうがよいでしょう．俗な言い方をすれば，リンガライズド様フルバランスオクルージョンです．上顎臼歯部舌側咬頭による両側性平衡咬合といえるのではないでしょうか．接触の確認は，咬合紙の穴の開き方で確認します．これによって削合する量もわかります．

3 保険の総義歯，私の作り方

私は大学を卒業してすぐ，東京駅から歩いて10分ほどのところへ勤務しました．ビジネス街ですから，卒業したばかりの若い勤務医が無歯顎の患者さんを診るチャンスなどありません．3年ほどして，思うところがあり，北海道のへき地の町立診療所に勤務いたしました．こちらは毎日何人かの総義歯患者さんが来院してくるようなところです．本で読んだり，講義を受けたりしたことはありますが，総義歯を作った経験がないのに毎日のように総義歯の患者さんを診なければならない，作らなければならないわけです．

印象はなんとか採りました．すると技工士さんが義歯の外形を模型上に記入して仮床と蠟堤を作ってくれます．ところが，咬合採得がまったくわかりません．前歯の出具合もわからないし，咬合の高さもわかりません．高くしても低くしてみても，みんな同じ顔に見えます．これには困りました．

しかし，多くの患者さんは旧義歯を持っておりましたから，そこで考えたのが下顎の旧義歯に対して上顎の新義歯を作り，今度はそれに対して下顎の新義歯を作っていくという方法です．咬合高径は，旧義歯の大臼歯部の厚みをノギスで測り，蠟堤をそれと同じ高さにしていきました．これだと結構うまく収まっていきます．ところがこの方法だと，人工歯の排列位置が悪いと，それなりになってしまいます．問題点が改善されないわけです．

そこで，排列位置が悪かったり，咬合平面が曲がっていたりした場合は，同じようなやり方で，全部排列を行ったワックスデンチャーまでにし，それに対して下顎の咬合採得をし，最終的に上下の排列を修正して完成するというようにしました．そのやり方は，今でも特に保険の総義歯を作る場合には向いていると思いますので，まずそのやり方について症例を交えて説明いたします．さらに，これも保険診療に向いているコピーデンチャーを利用する方法，下顎に咬座印象を取り入れる方法についても，説明いたします．

■上下を別々に作っていく（旧義歯がない場合）

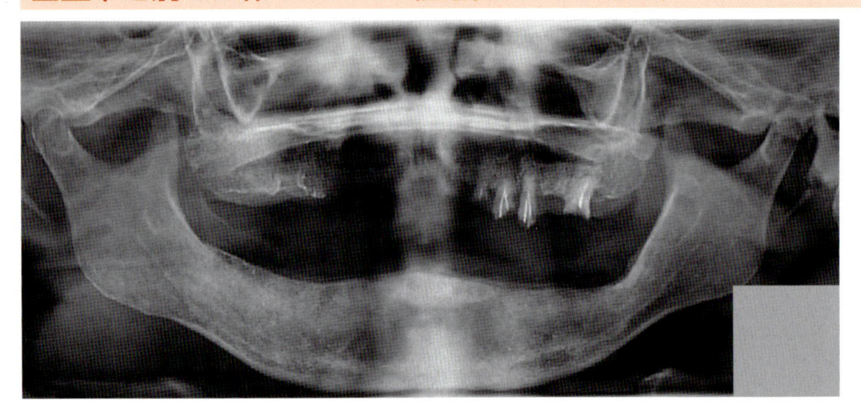

図12－1　初診時，この状態で来院した．今まで義歯を入れた経験がない．

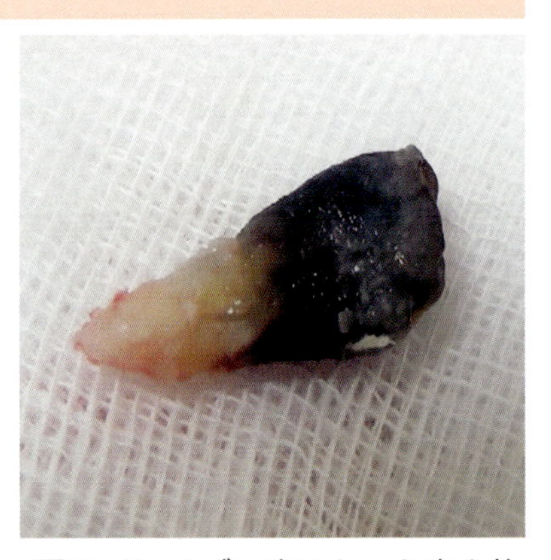

図12－2　まず，痛いという歯を抜歯した．

（1）上下を別々に作っていく

旧義歯の状態がよければ，下顎旧義歯に対して上顎新義歯を作り，その上顎新義歯に対合するように下顎新義歯を作るのが一番簡単で確実な方法なのですが，咬合平面に問題があったり人工歯の頬舌的排列位置に問題があると，その問題点を新義歯にも与えてしまいます．そこで，それを修正しながら上下を別々に作るという“作りやすさ”を取り入れた方法が，以下に述べる作り方です（**図12**）．私は旧義歯があればコピーデンチャーを利用するので，私がこの上下別々に作るという方法を採るのは，患者さんが旧義歯を持っていない場合です．

1日目　上下顎アルジネート印象を採得する．

2日目　仮床の辺縁をリベース用レジンで形態修正し，仮床を安定させる．
上顎蠟堤の咬合平面を鼻聴道線に平行にする．
上顎前歯6本をチェアサイドで排列する．
シリコーン印象材で上顎のウォッシュ印象を採得する．
（技工室で上顎臼歯部を排列する）

3日目　下顎の臼歯部の厚みを上顎の臼歯部の厚みと同じにして咬合採得する．
下顎の辺縁形態を修正し，シリコーン印象を採得する．
（咬合器に付着して下顎を排列するが，そのときに上顎臼歯部の頬舌的排列位置や咬合平面を修正する）

4日目　ワックスデンチャーの試適．

5日目　完成した上下総義歯を装着する．

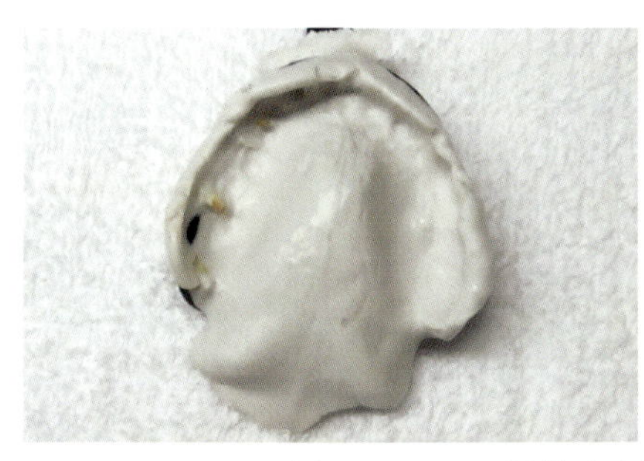
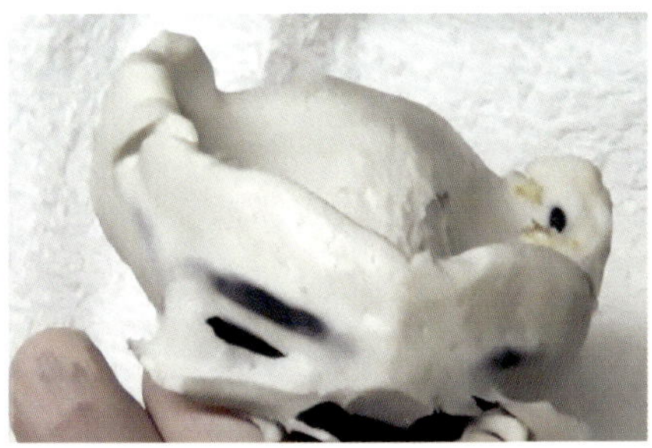
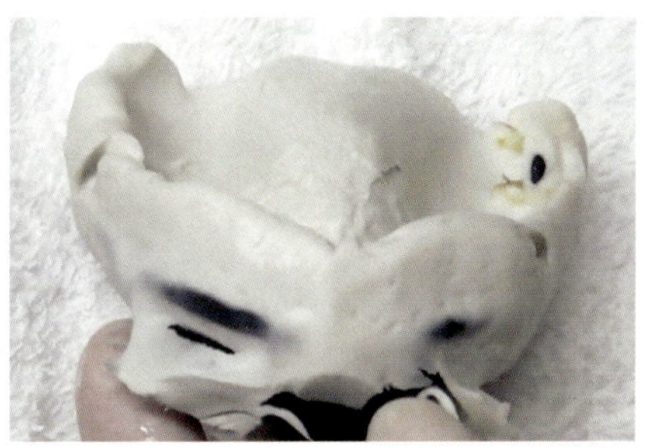

図12－3～5 旧義歯を持っていないのでアルジネート印象から始まる上顎は，この程度の辺縁の位置，丸みと厚みがあれば十分最終印象とすることができる．

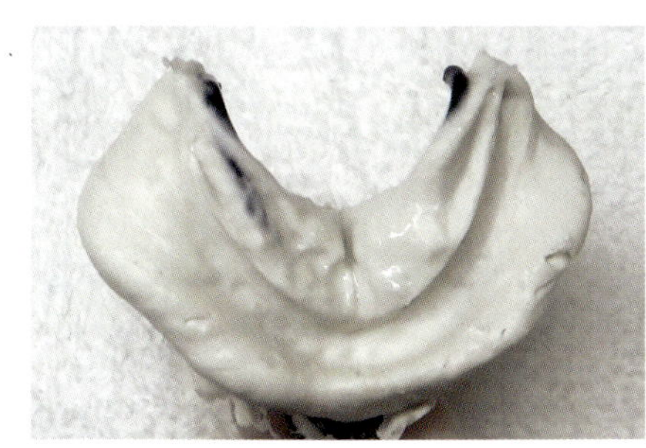
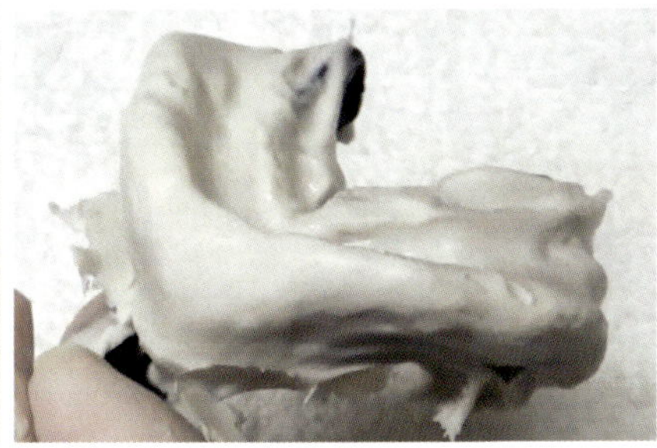

図12－6・7 しかし，下顎はこれではこのまま新義歯の形にするわけにはいかない．

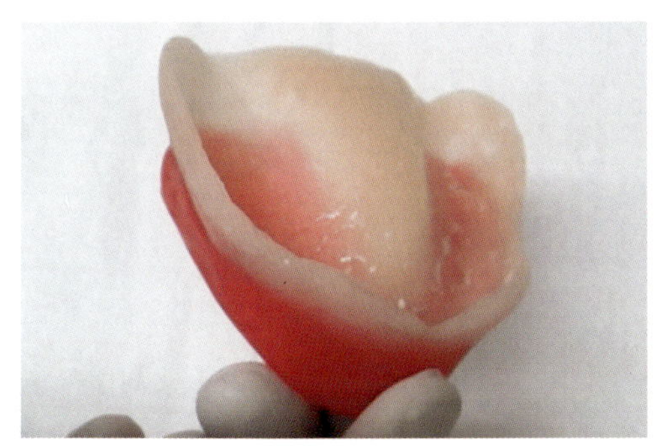

図12－8 レジンで仮床を作製する．

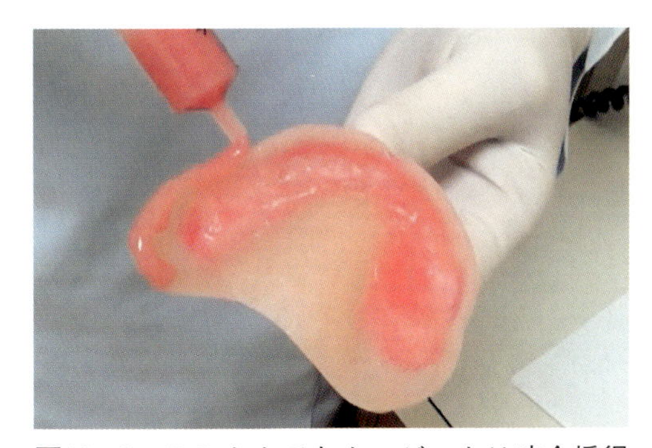

図12－9 このままでもよいが，より咬合採得をやりやすくするために，辺縁の形を修正する．

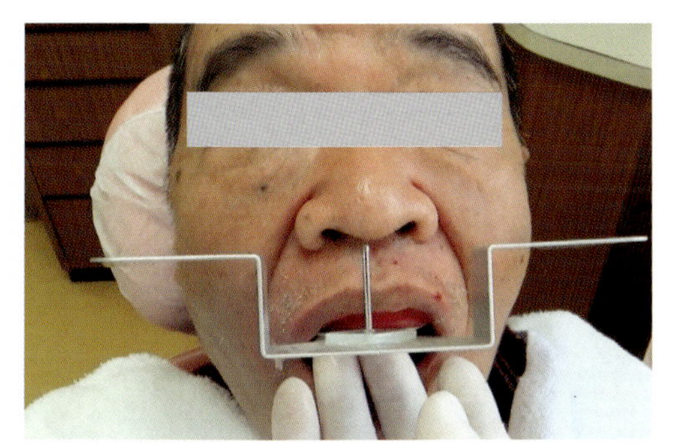

図12－10 まず咬合平面を設定する．

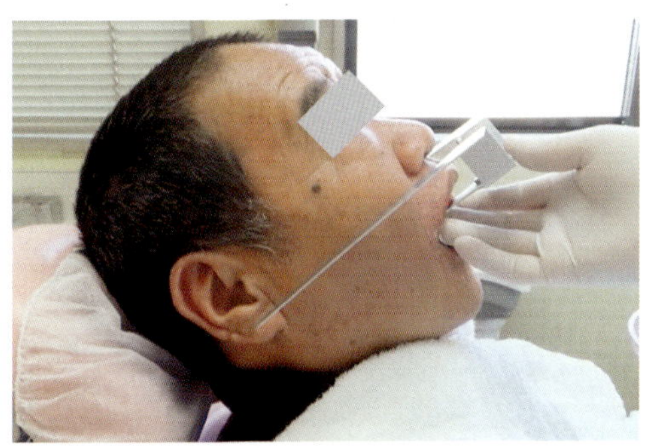

図12－11 咬合平面は鼻聴道線（カンペル平面）と平行に設定するのだが，咬合堤の臼歯は高いようだ．

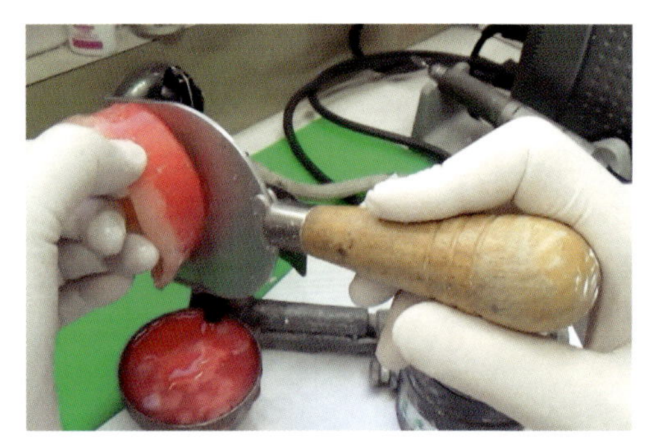

図12－12　臼歯部を低くしていく．

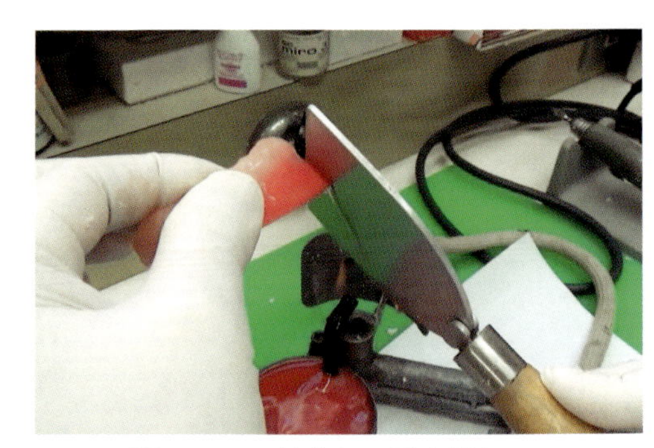

図12－13　前歯部の形を整える．

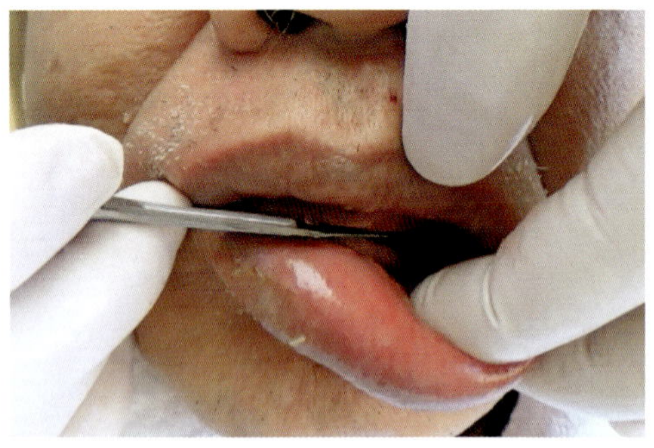

図12－14　中切歯切縁の位置は上唇に合わせる．

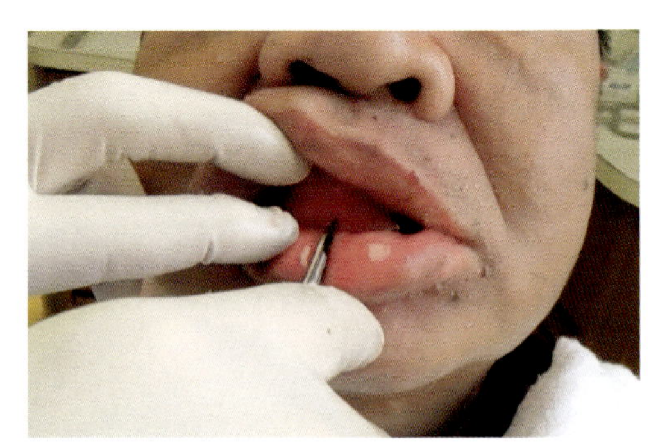

図12－15　正中のみ線を入れる．

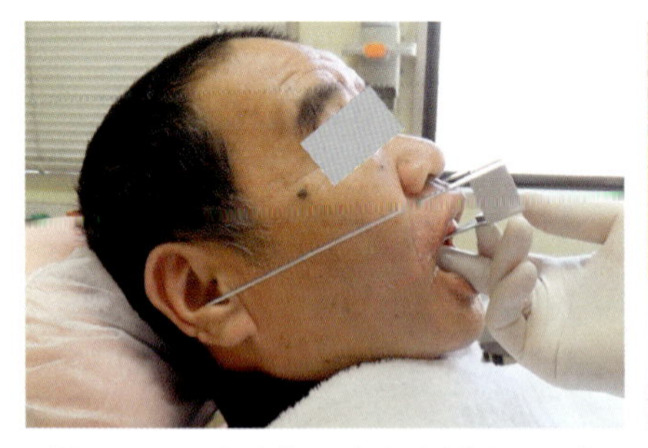

図12－16　臼歯部の高さを低くし，鼻聴道線に合わせてある．

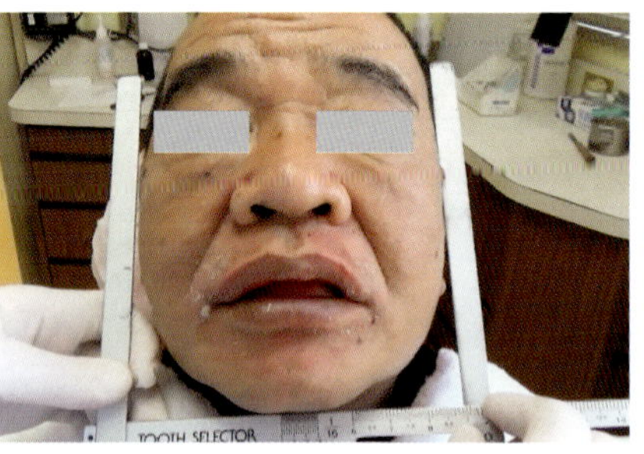

図12－17　顔の幅を計る．

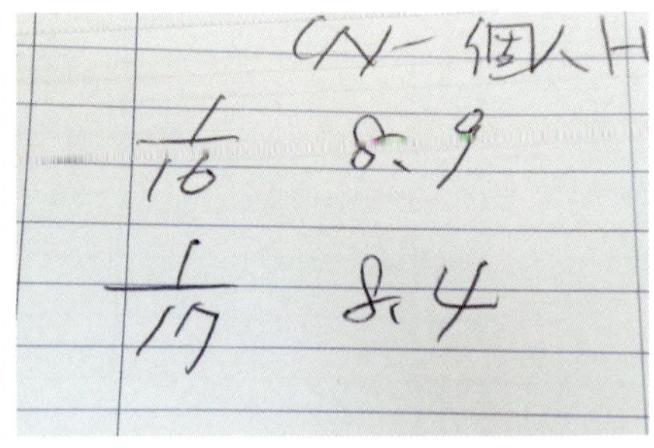

図12－18　中切歯の幅は顔の幅の1/16～1/17といわれている．

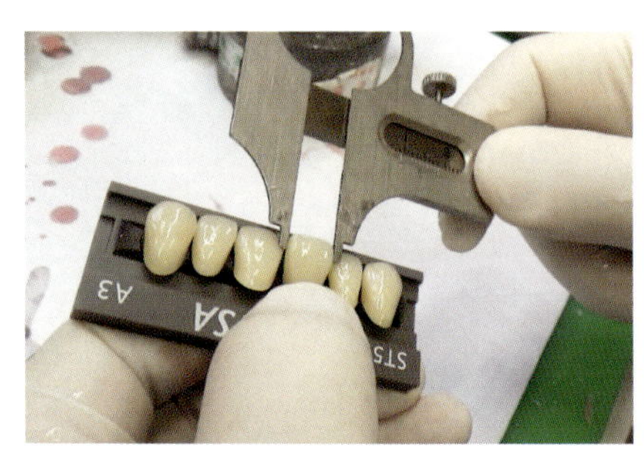

図12－19　その数値を元に人工歯を選択する．

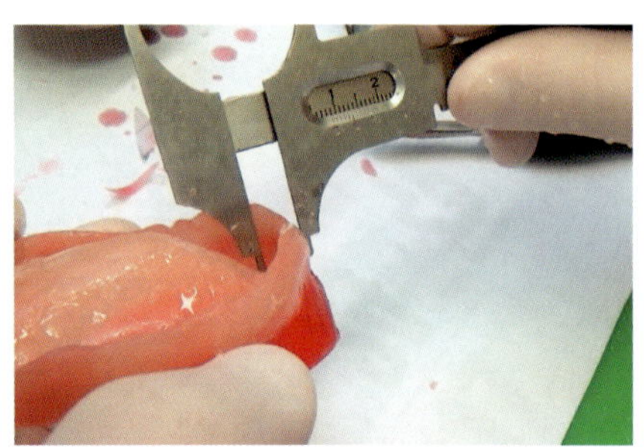

図12－20　前歯部の唇側の位置は切歯乳頭の後縁部から８mm～10mmに設定する．

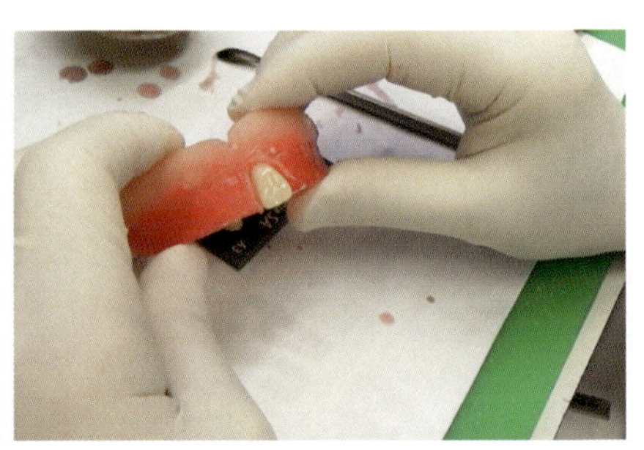

図12－21　その値を基準にして，上顎前歯はチェアサイドで直接排列する．

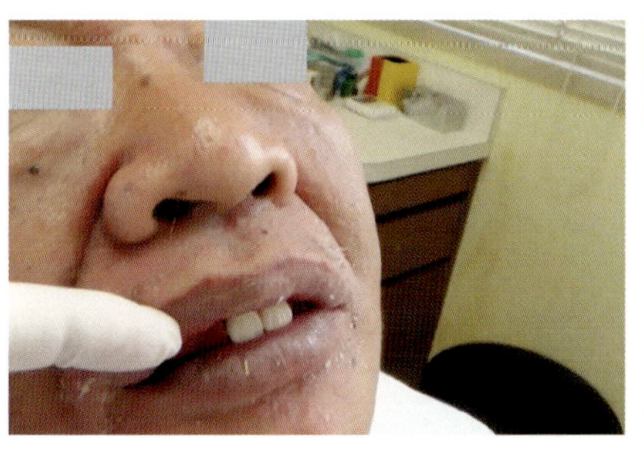

図12－22　中切歯が排列できれば，後はそれに従って決定されるが，中切歯だけだと感じがつかめない．

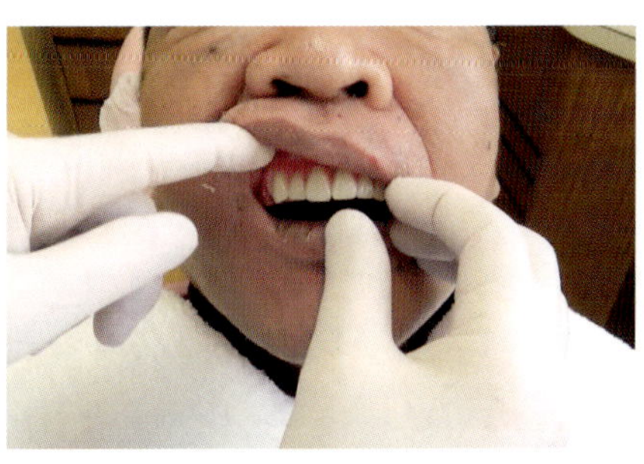

図12－23　$\underline{3|3}$までを口腔内で直接排列して位置を決定する．

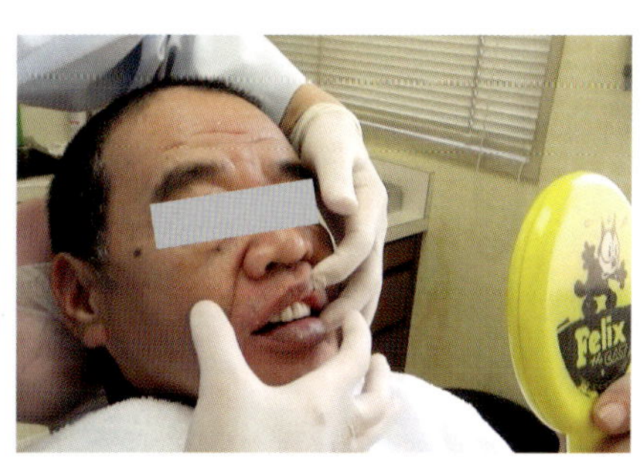

図12－24　患者さんにも確認してもらう．

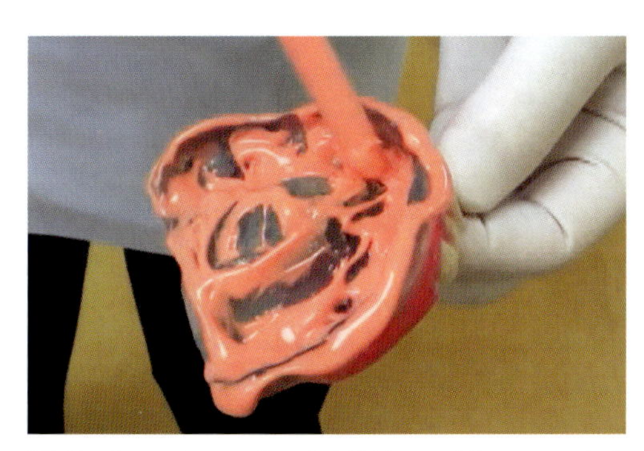

図12－25　ウォッシュ印象は，一番フローの良いシリコーン印象材を使用する．

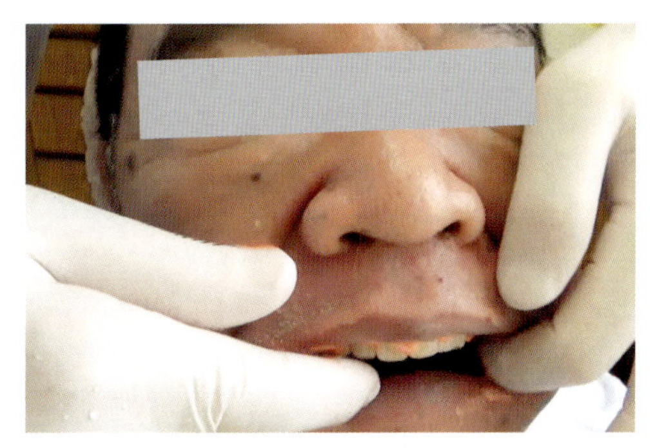

図12－26　上顎のみ印象採得する．

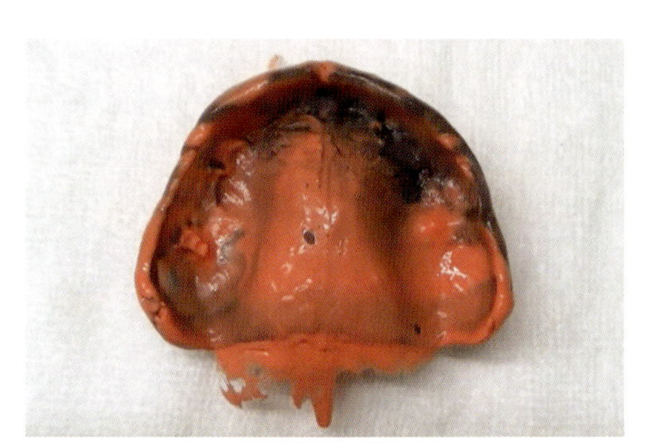

図12－27　上顎印象採得．

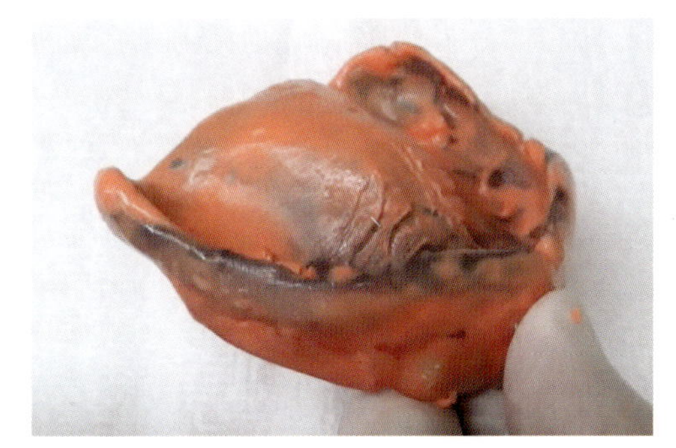

図12－28　辺縁と外形，前歯の位置．咬合平面の設定が終わっている．

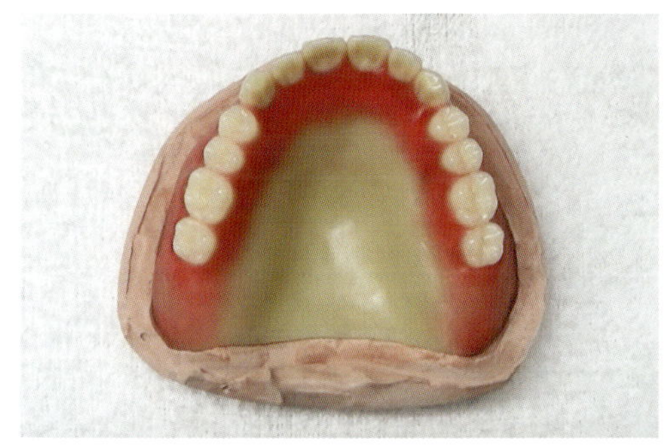

図12－29　次回までに，臼歯部を排列しておく．臼歯の頬側位置はおおまかでよい．

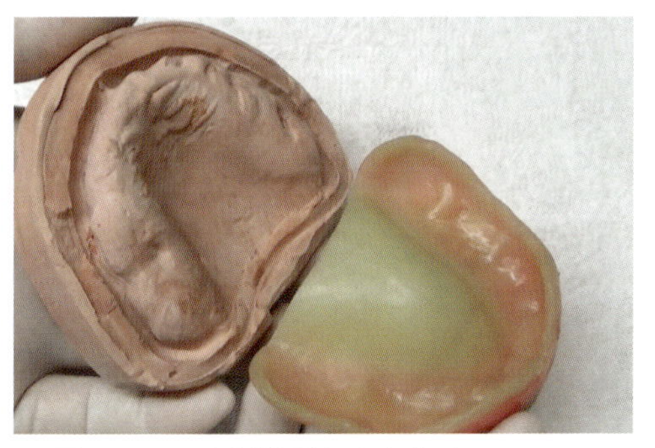

図12－30　上顎模型も出来上がっている．

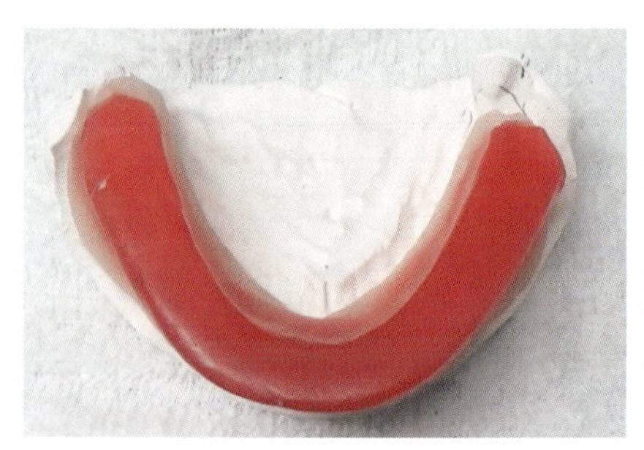

図12－31　最初のアルジネート印象により，下顎の咬合堤が出来上がっている．

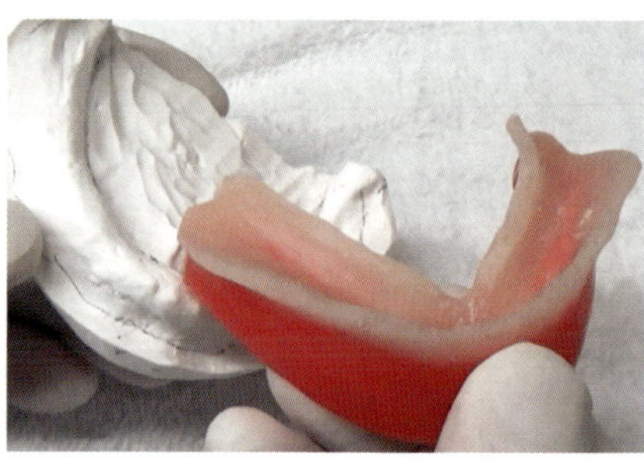

図12－32　しかし，まだ辺縁の形は不足している．

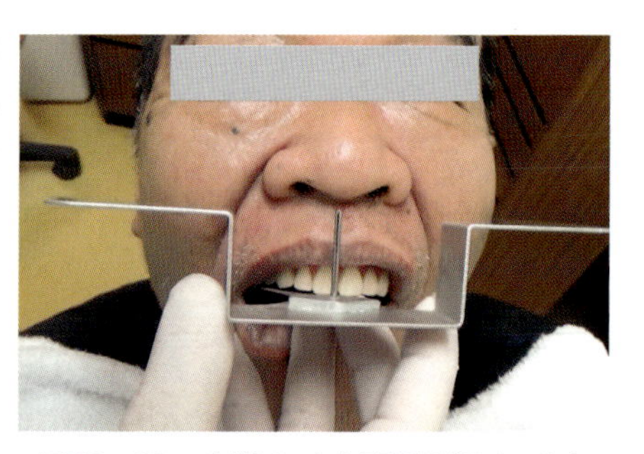

図12－33　上顎の咬合平面がこれでよいかを確認する．

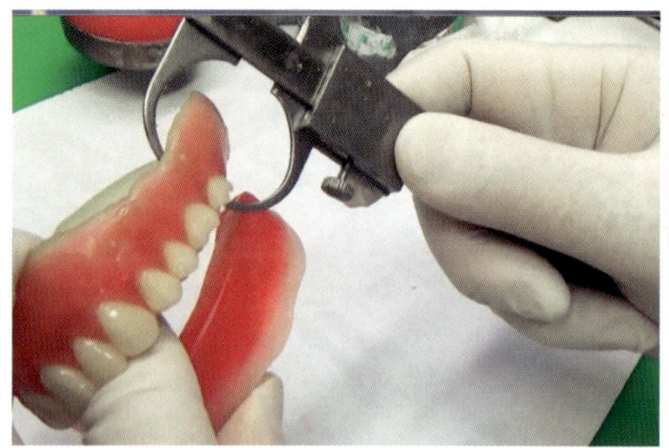

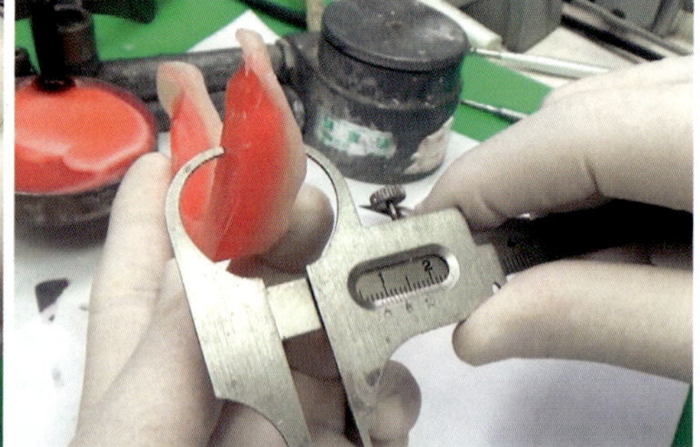

図12－34・35　上顎前歯部の切縁は上唇に，臼歯はカンペル平面に合わせ排列することにより，大臼歯部の厚みが自然に決まってきている．咬合平面は上下顎堤の中間にあるので，下顎の咬合堤の厚みを上顎と同じにすれば自動的に咬合高径も決まってくる．

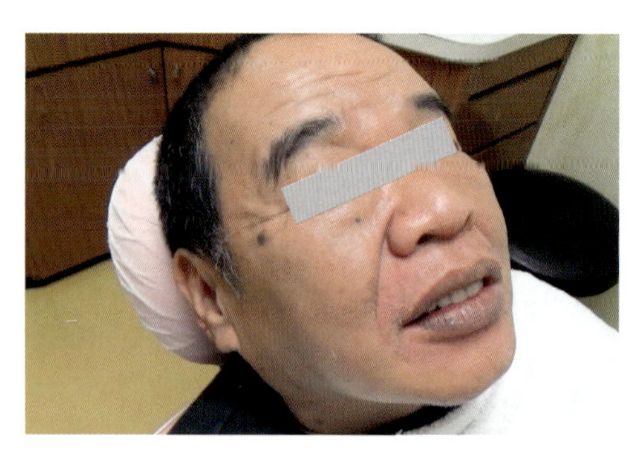

図12－36　上顎前歯は少し見え過ぎかも知れない．

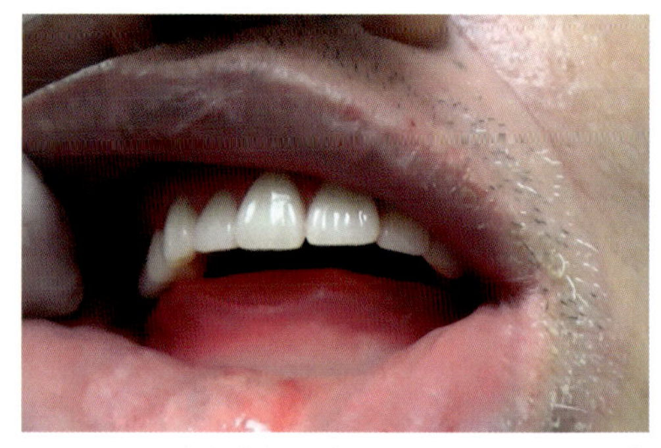

図12－37　咬合高径が決まったので，ここで水平的顎位を見てみる．

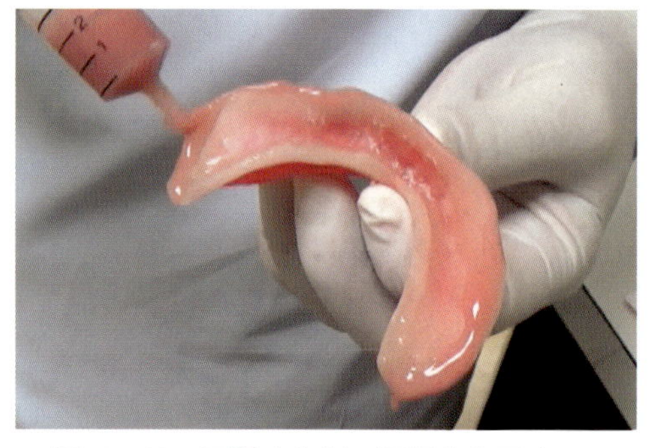

図12－38　下顎咬合堤の辺縁を修正する．

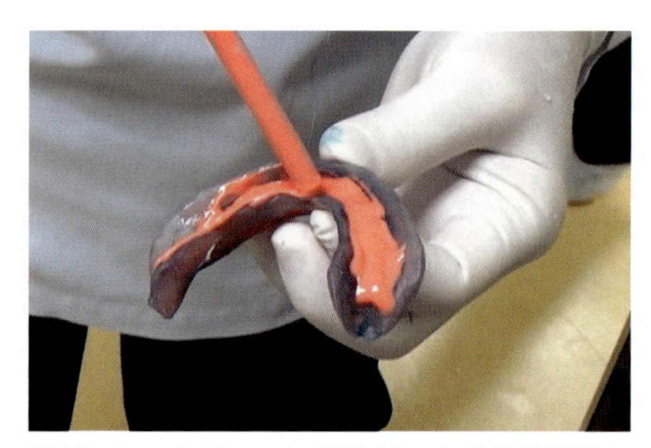

図12－39　シリコーン印象材による印象採得を行う．

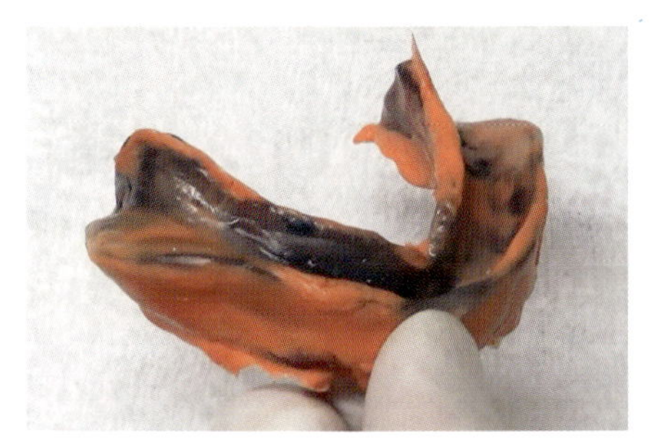

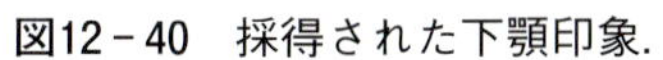

図12－40　採得された下顎印象.

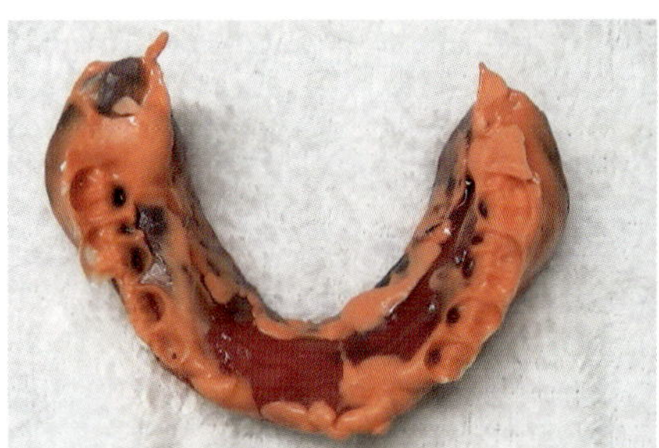

図12－41・42　咬合採得も同時に行われている.

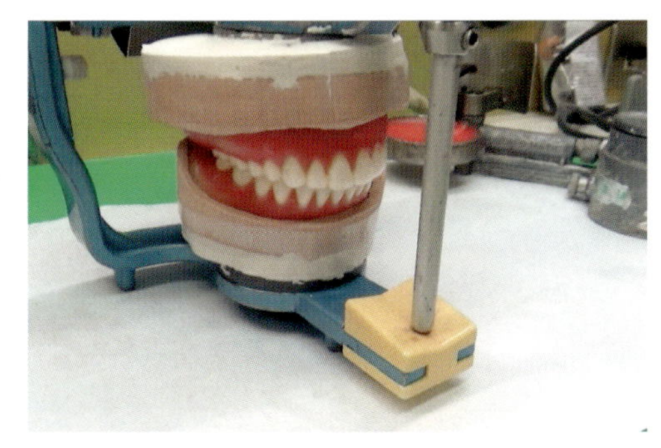

図12－43　ここで下顎犬歯の位置が決まるので，パウンドラインに従って上顎排列位置を修正し，全体の排列を終了する.

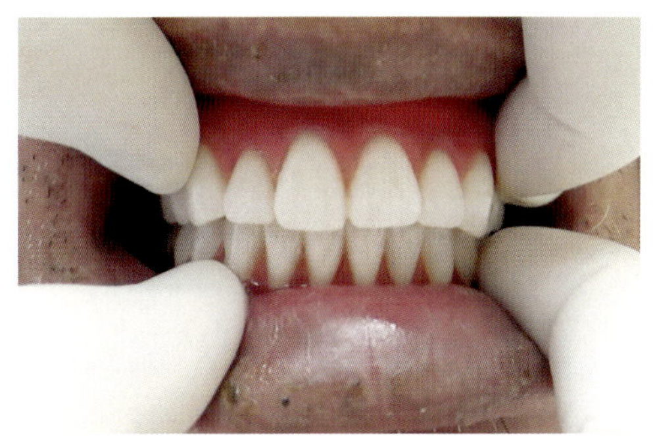

図12－44　口腔内で前歯，臼歯の咬合関係を確認する.

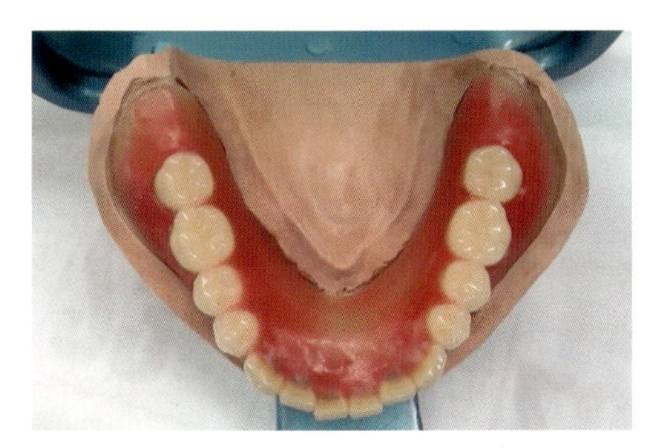

図12－45　下顎の頬舌的排列位置決定はパウンドラインに従って行われている.

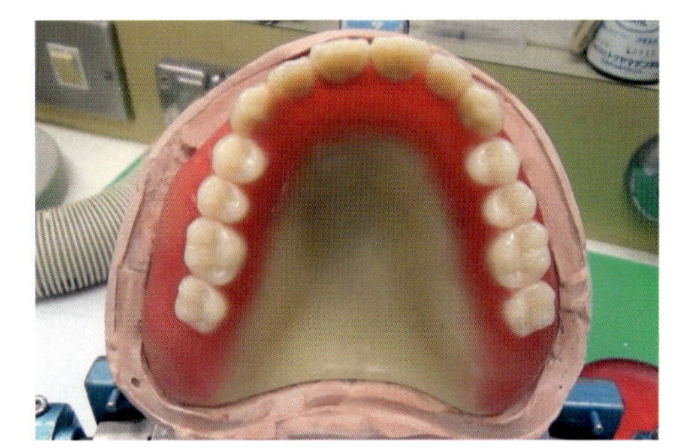

図12－46　修正されて完成した上顎人工歯排列.後はこのまま重合完成して装着するだけである.

（2）コピーデンチャーを利用する

保険の総義歯を作るためのベストな方法は，コピーデンチャーを利用することです．もちろん患者さんが旧義歯を持っていなければできませんが，まずほとんどの患者さんは旧義歯を持っていますし，それが総義歯でなくても，どこかの人工歯が欠落したままのパーシャルデンチャーでもかまいません．私は，患者さんが旧義歯を持っていれば必ずコピーデンチャーを作ってしまいます．そしてそのコピーデンチャーを咬合堤付き個人トレーとして印象採得，咬合採得を行っていくのです（**図13 ～図18**）．

・なぜコピーデンチャーで印象採得，咬合採得を行うのがよいのか

コピーデンチャーを使用する利点はいろいろありますが，特に顎堤の吸収が激しい症例に対して有効です．

まず印象です．コピーデンチャーは口腔内で直接リライニングを行うようなものなので，この印象形態でよいのか，確認ができるということがあります．

個人トレーを使用した印象と比較すると，もっとコピーデンチャーの利点が見えてきます．個人トレーによる印象は，トレーの内面にシリコーン印象材を入れて口腔内に入れれば，ただちに印象が採れるというわけではありません．トレーの辺縁形態を修正するために，何度も個人トレーを出し入れするわけですが，特に顎堤の吸収が進んでいる症例では，個人トレー印象を出し入れする度に異なった位置にトレーを置くことになりやすいのです．それに対してコピーデンチャーには咬合面が付いておりますので，何度出し入れしても必ず同じ位置にトレーが収まります．これが第一の利点です．

また，印象はできる限り最終完成義歯と同じ咬合高径で行われるのが理想です．これは印象時の咬合高径により義歯の辺縁の形が変わってくるためですが，個人トレー印象の場合には臼歯部に蠟堤を付けるようにして対応しています．この問題もコピーデンチャーには人工歯の部分もコピーされて付いているため，すでに解決されているといえます．

次に咬合採得です．咬合採得の際には仮床を作り，そこに蠟堤を付けて行いますが，顎堤吸収の進んだ症例では仮床の安定が難しいために，咬合採得の際に仮床が浮き上がったり，位置がずれてしまったりして，一見咬合採得が正しく行われているように見えても，誤りが生じていることがあります．コピーデンチャーを利用する場合では，印象採得と咬合採得が同時に行われているので，それがありません．また，これを解決しているもうひとつの方法が，東京歯科大学の矢崎正方先生が考案された咬座印象法なのですが，それは後述します．

■コピーデンチャーを作る

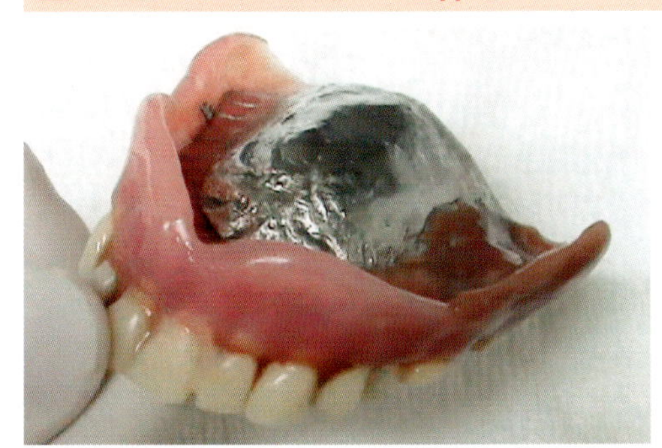

図13－1　患者さんが旧義歯を持っている場合は，必ずコピーデンチャーを利用して新義歯作製を行う．

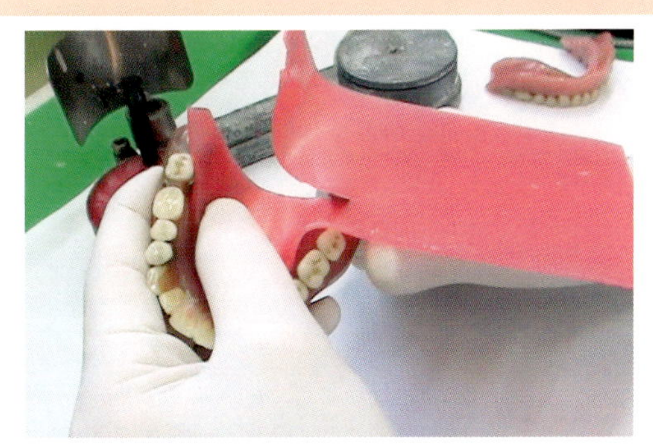

図13－2　金属床の場合は，金属床の部分にパラフィンワックスで厚みを付け，コピーデンチャーを作る．

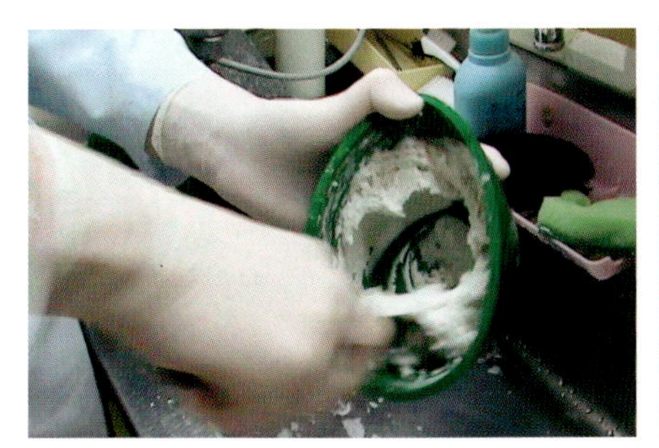

図13－3　アルジネート印象材を練和する．

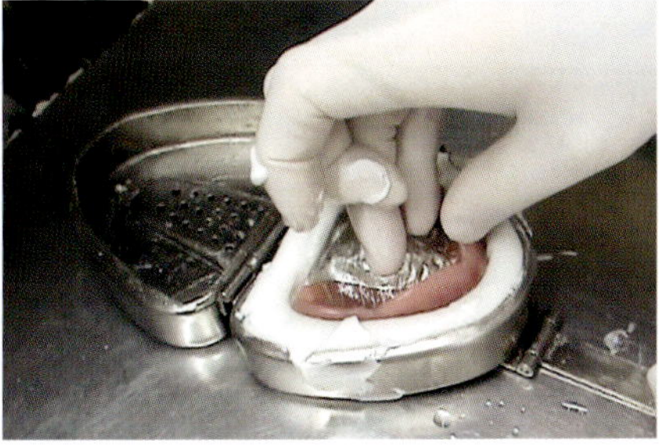

図13－4　コピーデンチャー作製用の金属シェルに旧義歯を咬合面から押し込む．

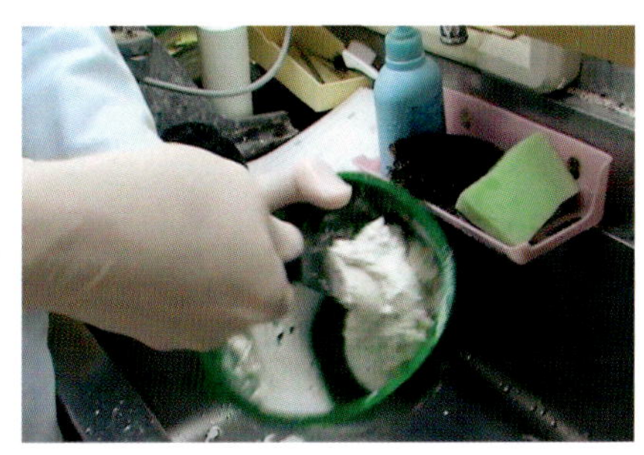

図13－5　またアルジネート印象材を練和する．

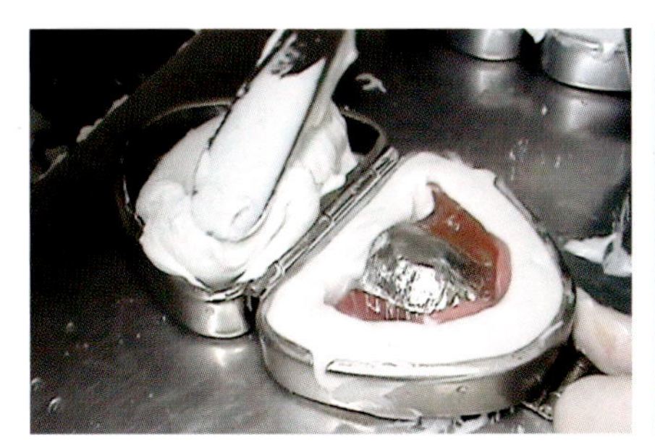

図13－6　金属シェルの反対側にも印象材を入れる．

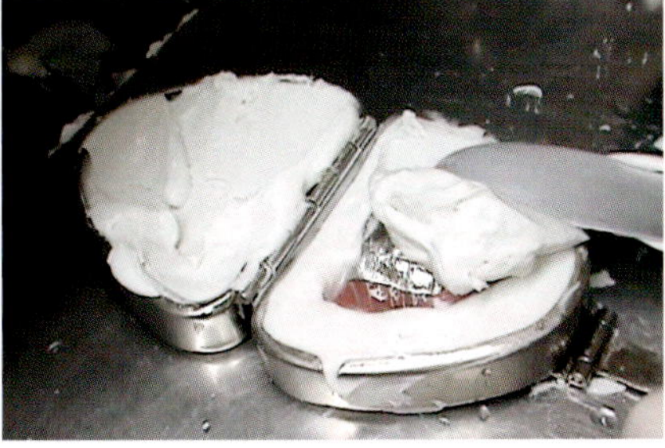

図13－7　先に入れたアルジネート印象材が固まってから行うので，１回目と２回がくっつくことはない．

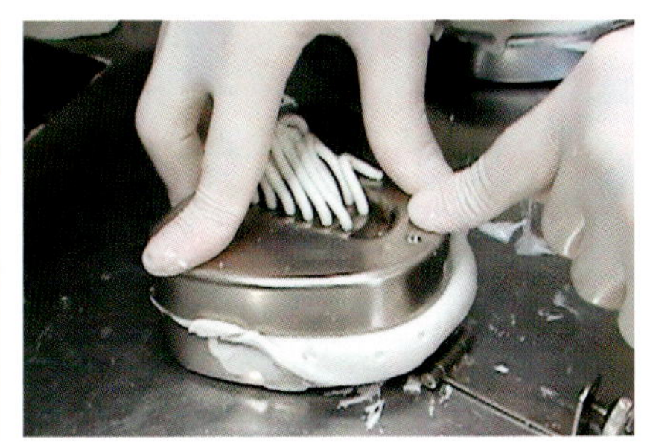

図13－8　金属シェルを閉じる．

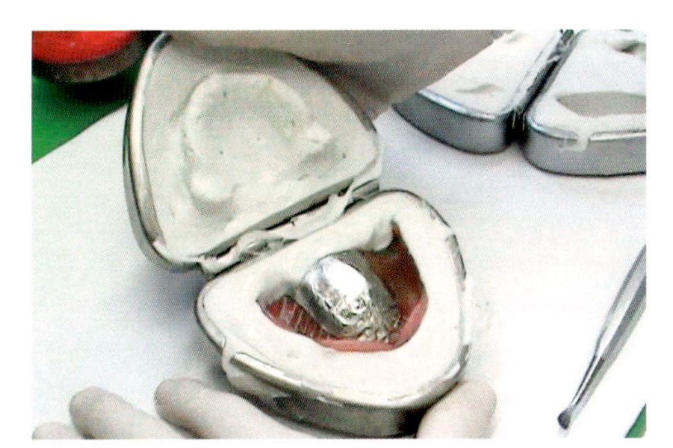

図13－9　印象材が硬化したら，金属シェルを開く．

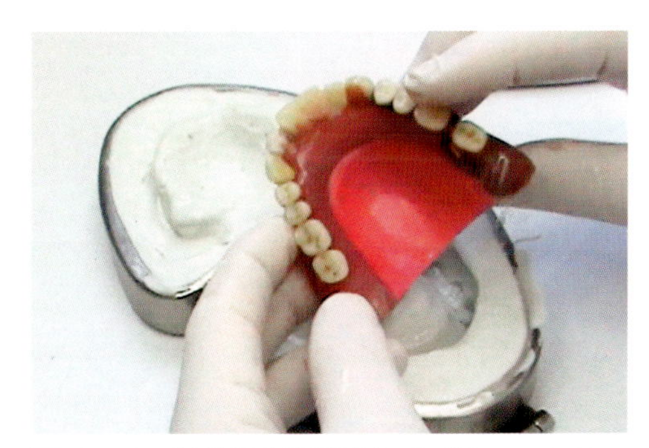

図13－10　旧義歯を取り出してパラフィンワックスを外し，患者さんに義歯をお返しする．この間20分間位である．

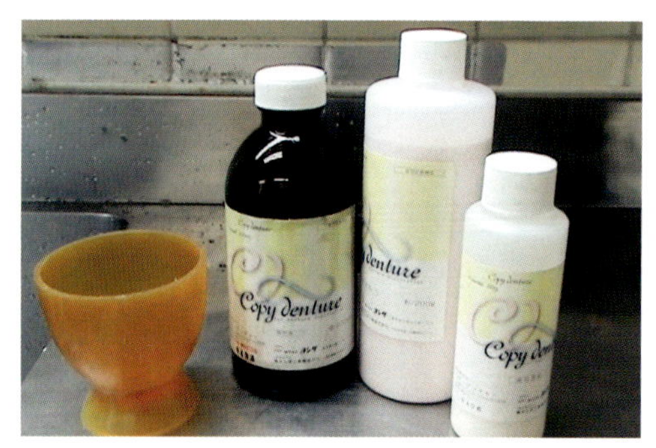

図13－11　白色とピンク色が入っているコピーデンチャー作製用レジン．その名も「コピーデンチャー」．

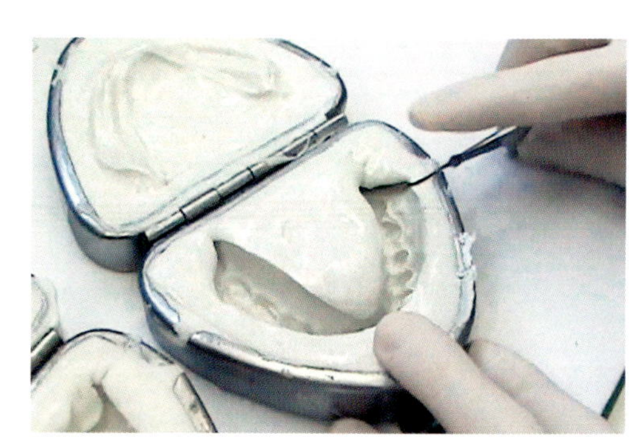

図13－12　金属シェルには溝が切ってあるので，それに沿ってレジン流出用の溝を入れる．

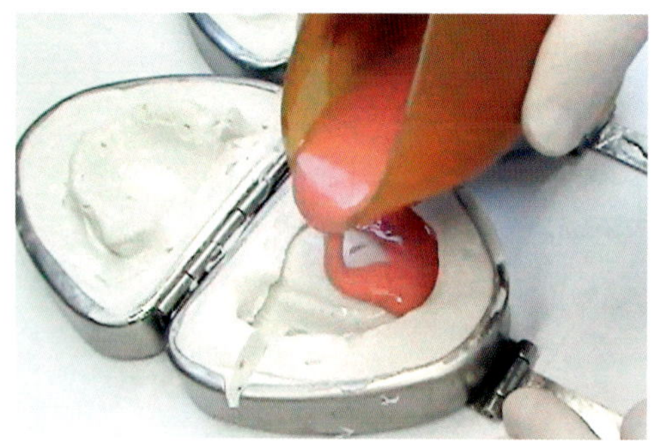

図13－13　通常はピンク色一色で作る．治療用義歯にするときは白色で作る．とにかく一色で作ることである．

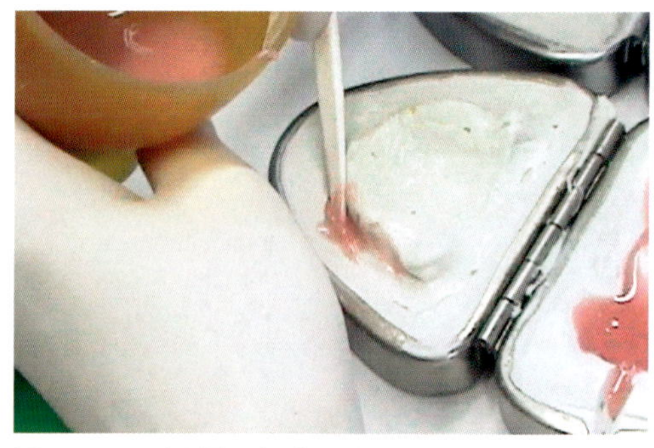

図13－14　辺縁は気泡になりやすいので，辺縁にもしっかり入れておく．

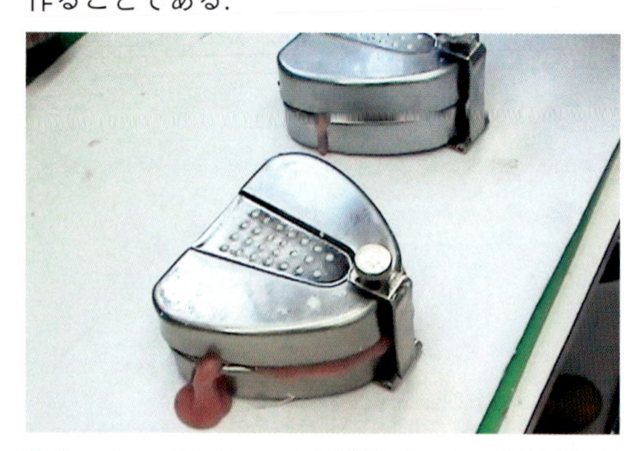

図13－15　金属シェルを閉じて15～20分間放置する．

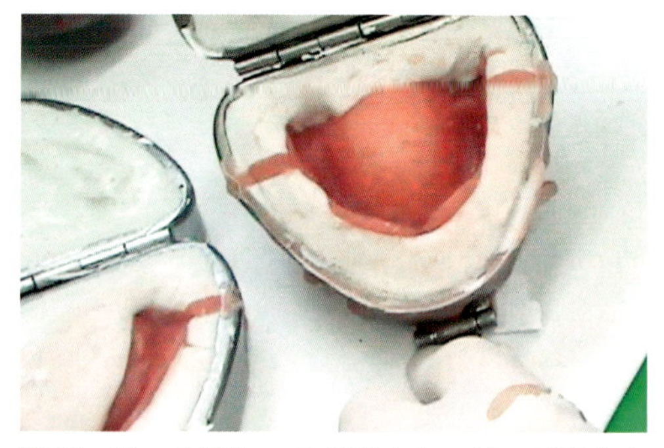

図13－16　金属シェルを開くとコピーが出来上がっている．

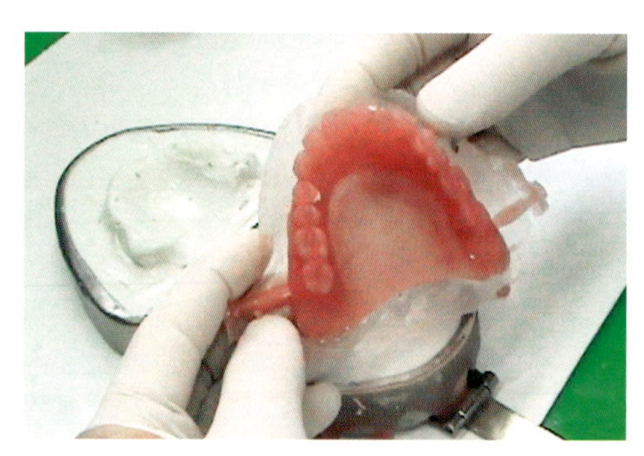

図13－17　取り出して，次回までにバリを取っておく．

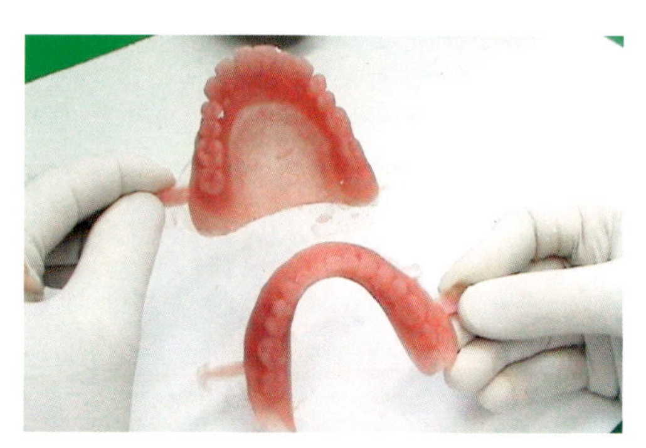

図13－18　上下顎同時に作ることが多い．

■上下コピーデンチャーで印象採得・咬合採得を行う

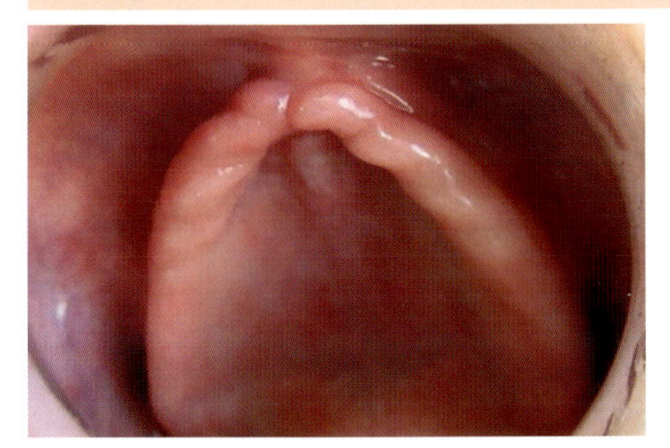

図14－1　上顎顎堤.

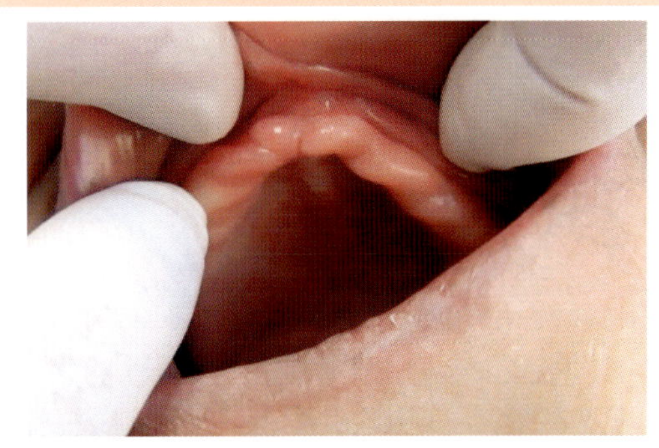

図14－2　全体にフラビーガムになっている.

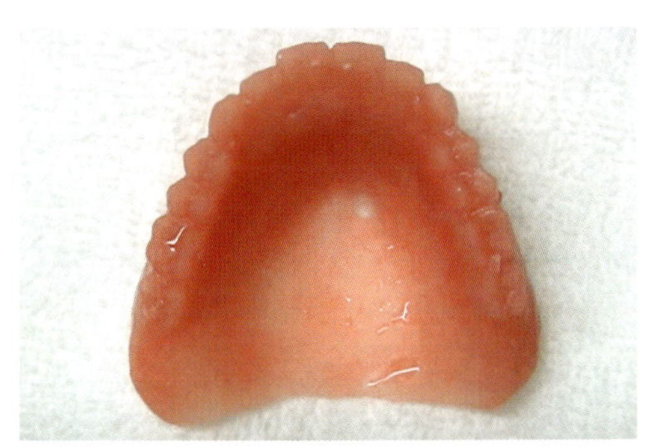

図14－3　コピーデンチャーを咬合堤付き個人トレーとして新義歯を作っていく.

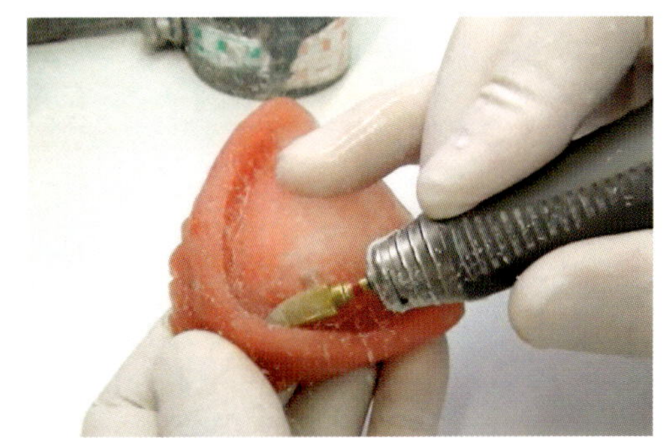

図14－4　フラビーの部分は十分にくり抜いておく.

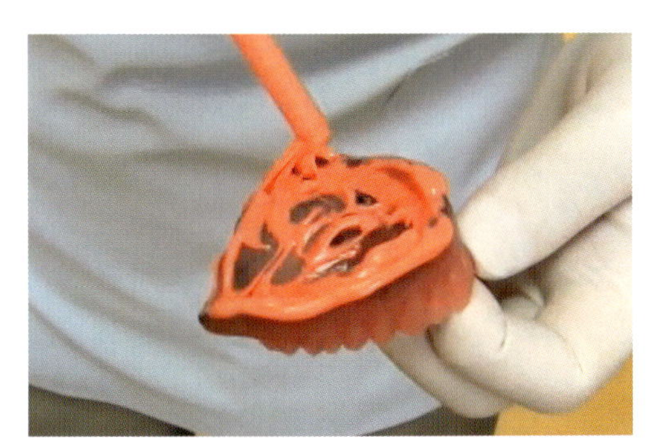

図14－5　一番流れの良いシリコーン印象材でウォッシュ印象する.

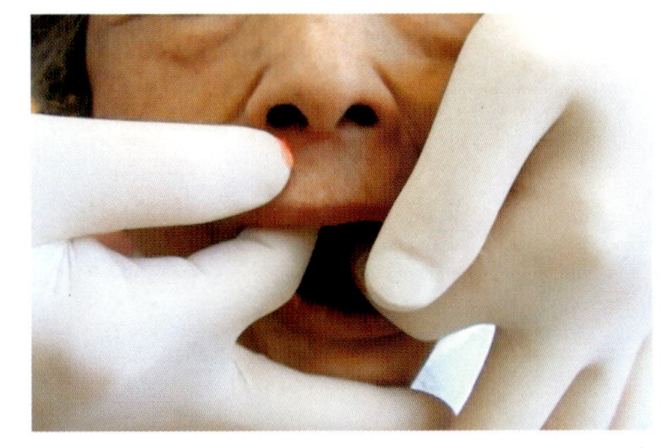

図14－6　前歯部に圧がかからないように，咬合させずに臼歯部を咬合面から押すようにして印象材の硬化を待つ.

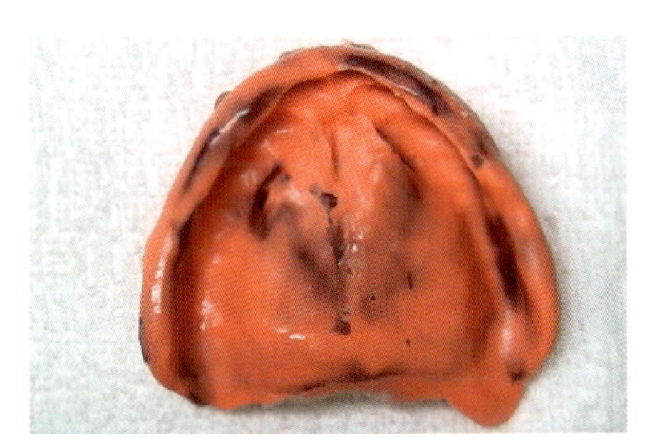

図14－7　上顎印象.

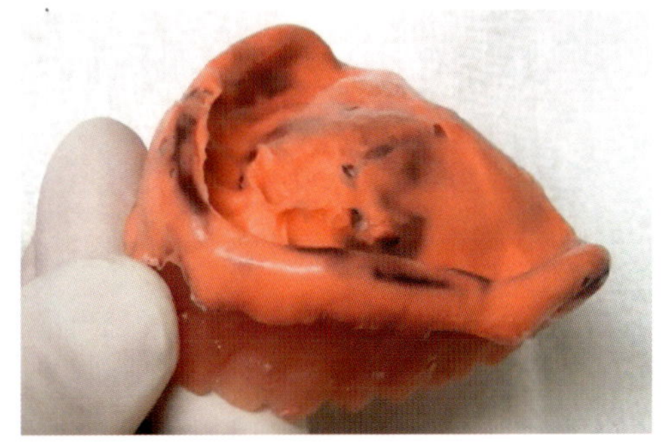

図14－8　フラビーガムの症例では，フラビーの部分に維持や支持をさせないようにする.

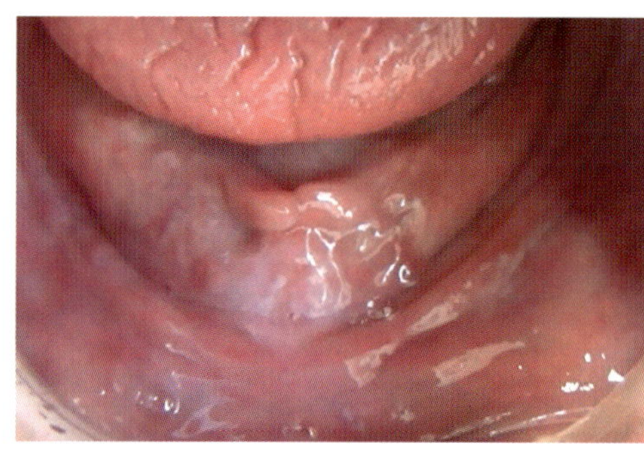
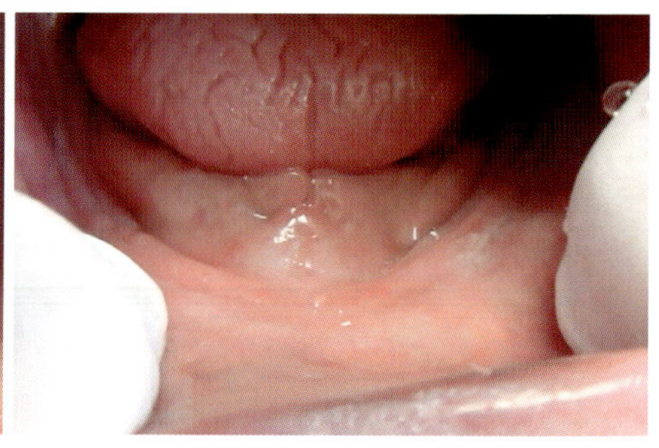

図14－9・10　下顎の顎堤吸収も進んでいる．

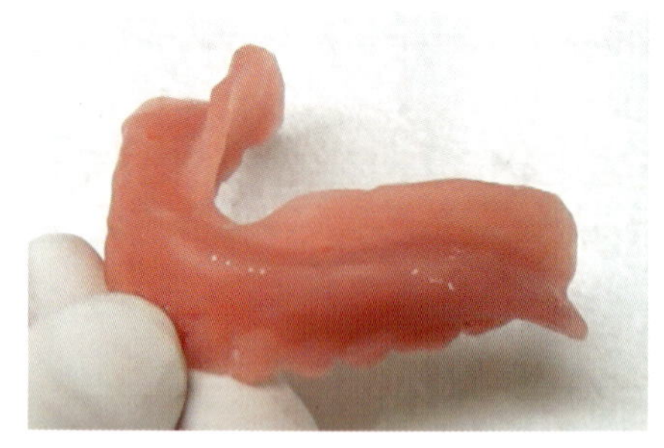

図14－11　下顎の形態はほど良い状態なので，修正を加えない．

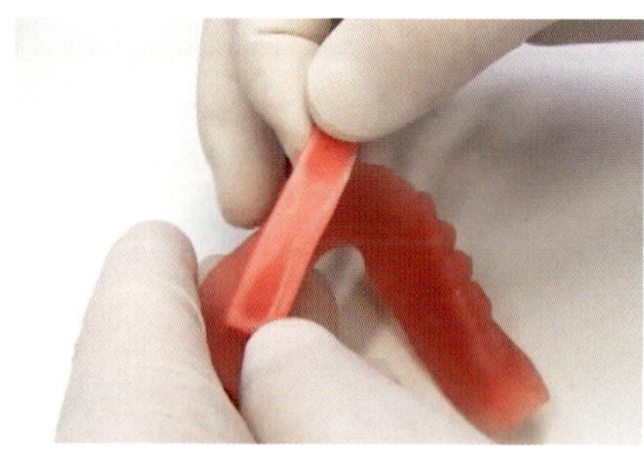

図14－12・13　それよりも大切なのは咬合である．パラフィンワックスで垂直的顎位，水平的顎位を修正する．

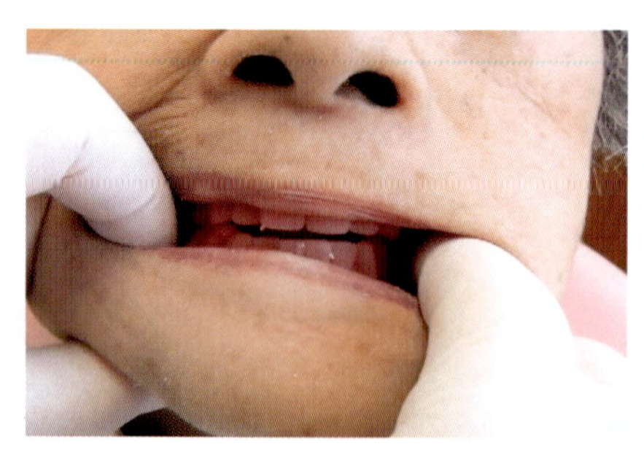

図14－14　顎位は誘導して求めるようにする．

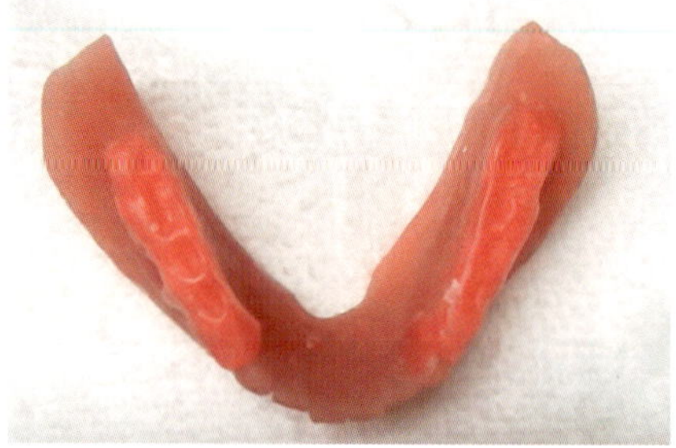

図14－15　主眼とするところは，前歯部の突き上げが起こらない状態である．

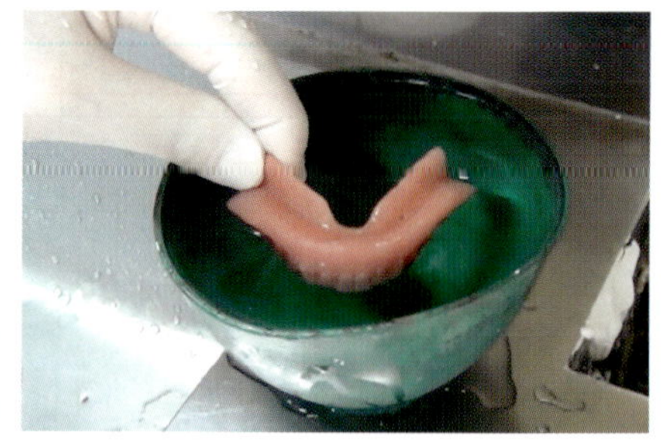

図14－16　咬合面のパラフィンワックスを冷水で硬化させる．

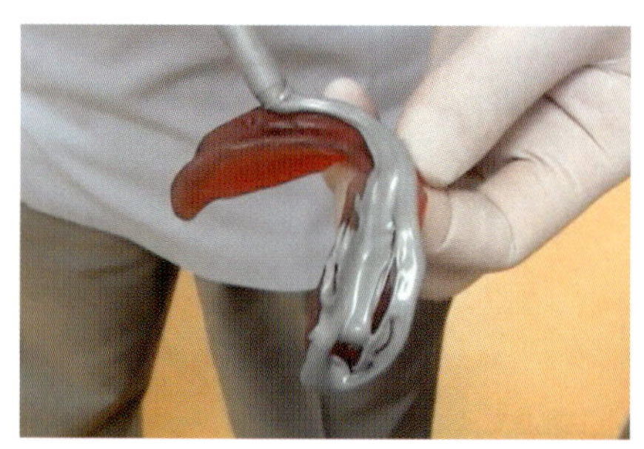

図14－17　流れの良いシリコーン印象材でウォッシュ印象する．

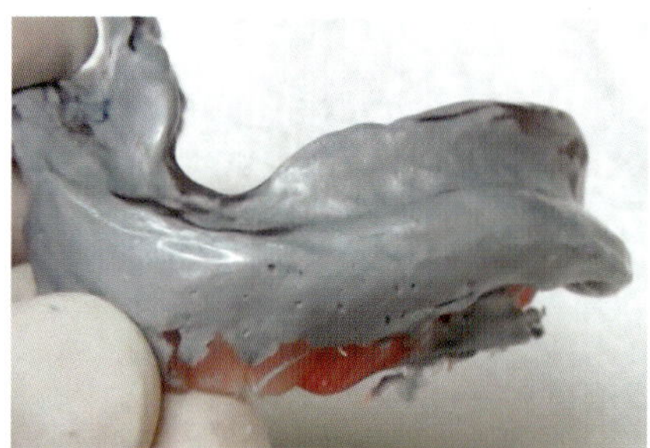

図14－18　採得された下顎印象．

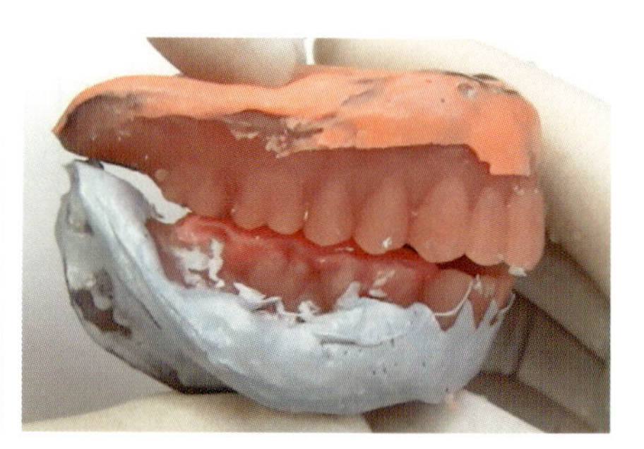

図14－19　下顎が上顎前歯部を突き上げないような顎位に誘導されている．

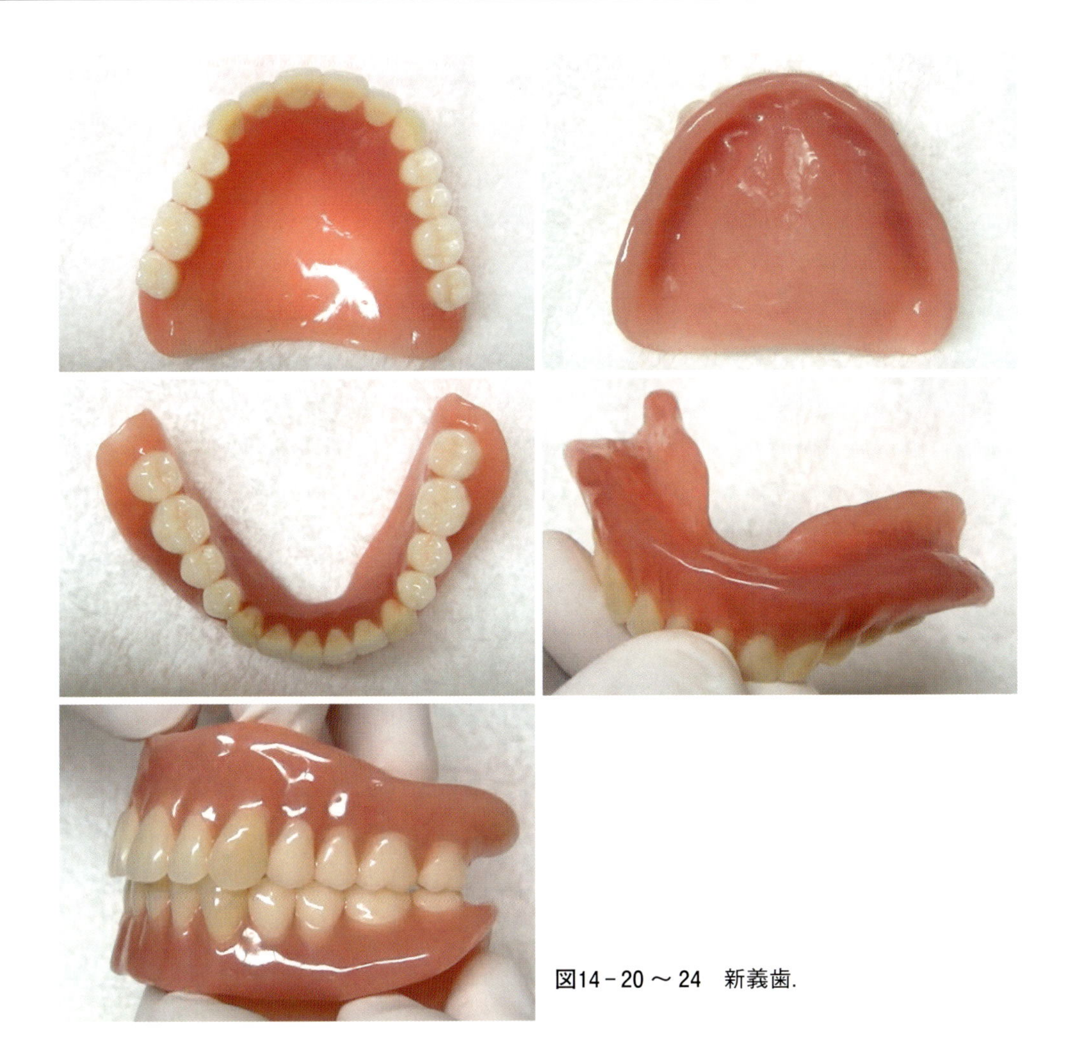

図14－20～24　新義歯.

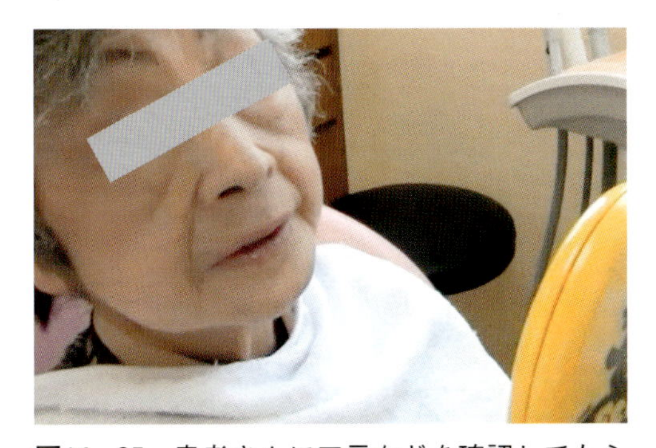

図14－25　患者さんに口元などを確認してもらう.

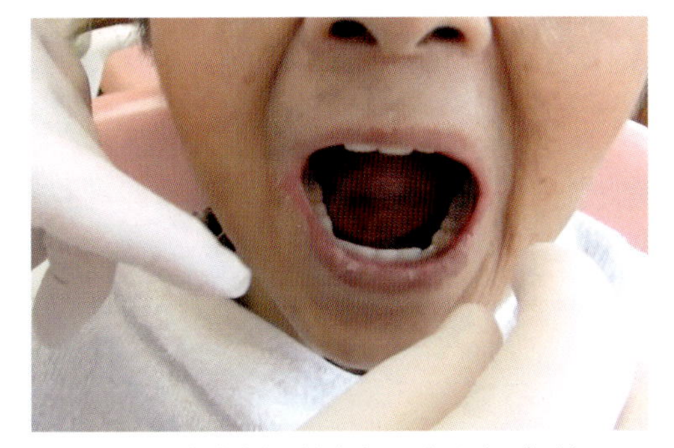

図14－26　術者側は前歯部の突き上げがないかを確認する.

■直接旧義歯を改造する場合

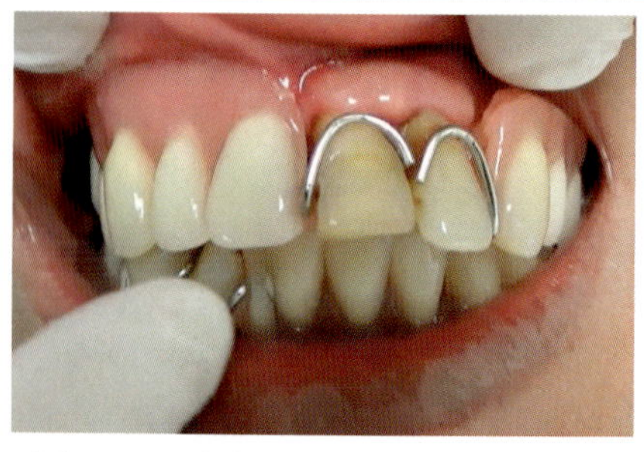

図15－1　残存している前歯と臼歯は抜歯しなければならない状態である．

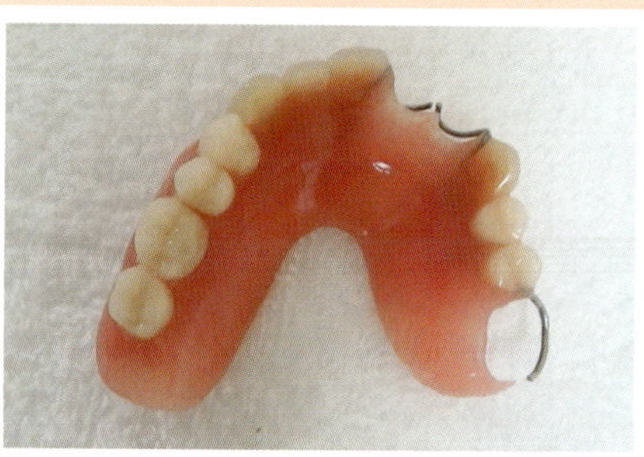

図15－2・3　パーシャルデンチャーが入っているので，それに直接増歯して改造していく．

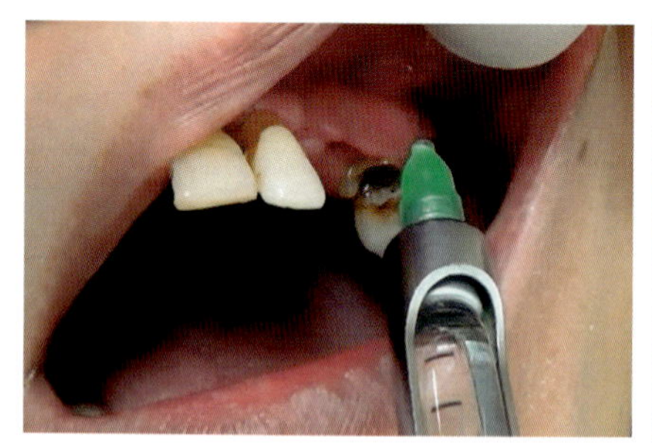

図15－4　抜歯のための浸潤麻酔を行う．

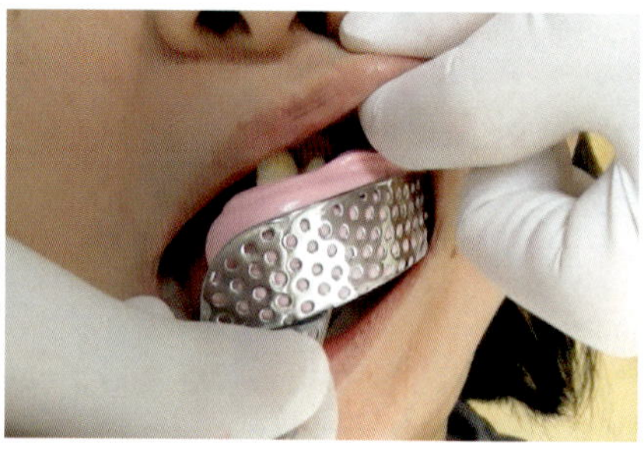

図15－5　人工歯を作るため，抜歯の前に残存歯部をアルジネート印象する．

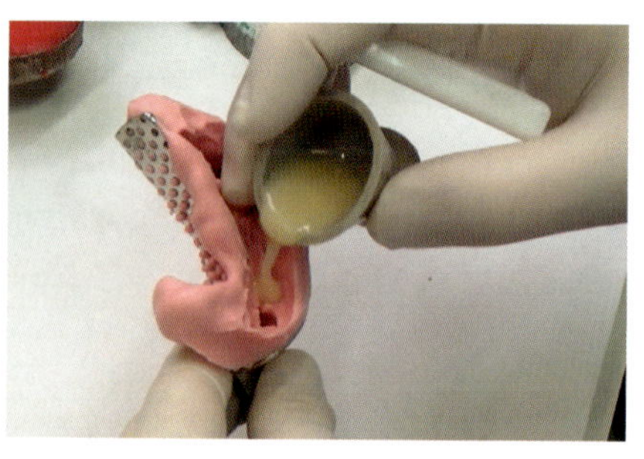

図15－6　即時重合レジンを流して人工歯を作る．

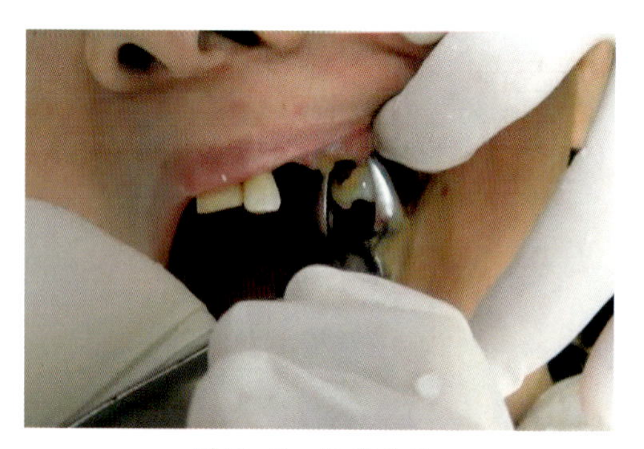

図15－7　抜歯する．

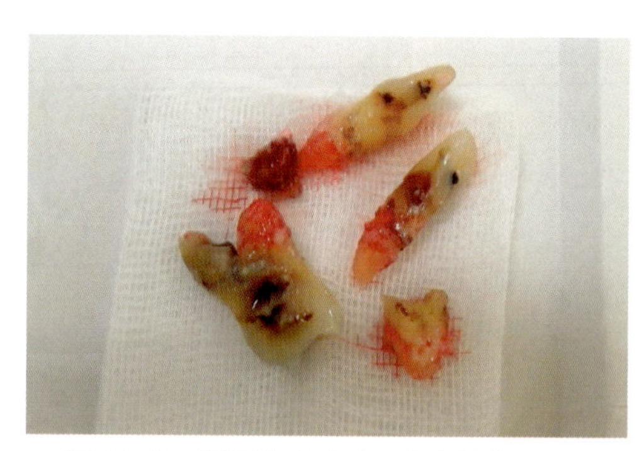

図15－8　残根も含めて５本を抜歯した．

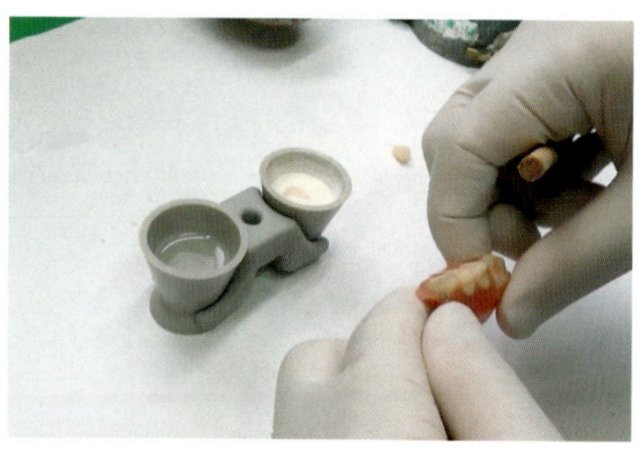

図15－9　止血を確認している間に旧義歯に人工歯を付ける．

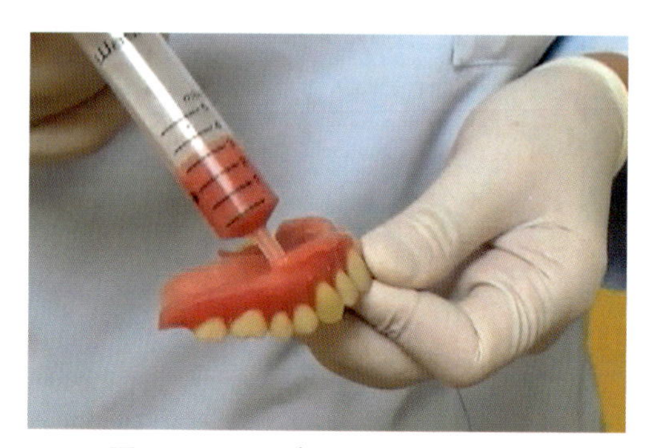

図15－10　まず頬側の辺縁を作る．

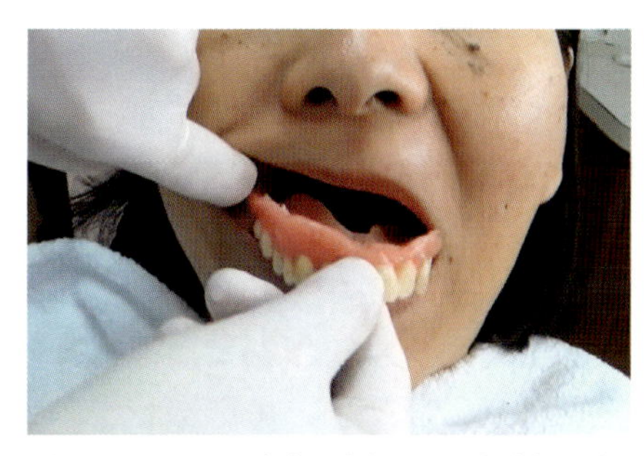

図15－11　口腔内に挿入して頬側の形を作る.

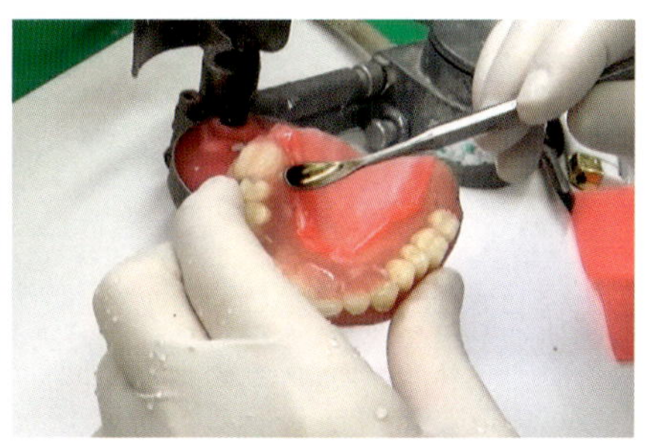

図15－12　口蓋部に床を延長するためにパラフィンワックスを付ける.

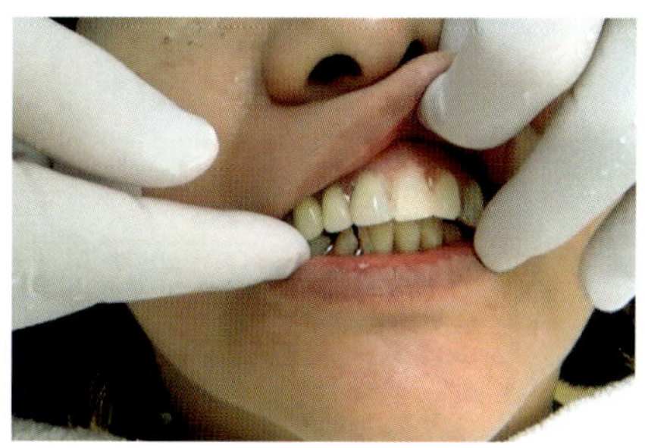

図15－13　このときに，嘔吐反射が出やすいかが確認できる.

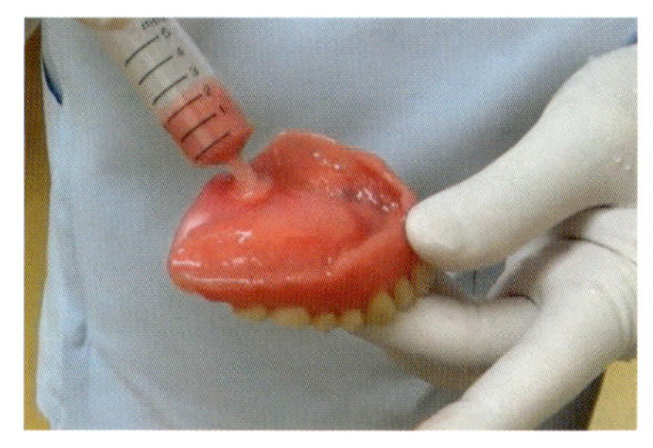

図15－14　パラフィンで延長した粘膜面にレジンを入れる.

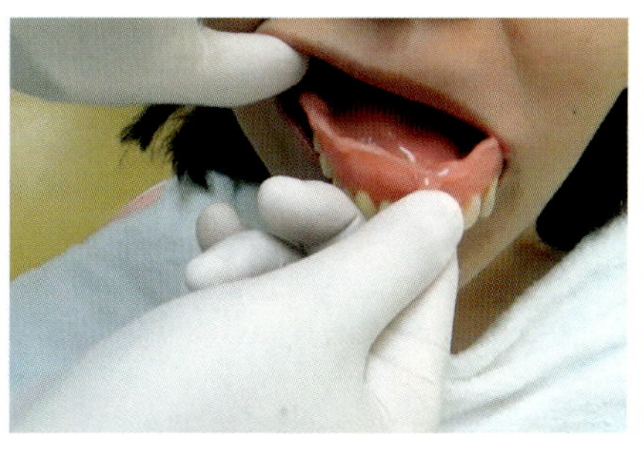

図15－15　口腔内に挿入し，硬化するのを待つ.

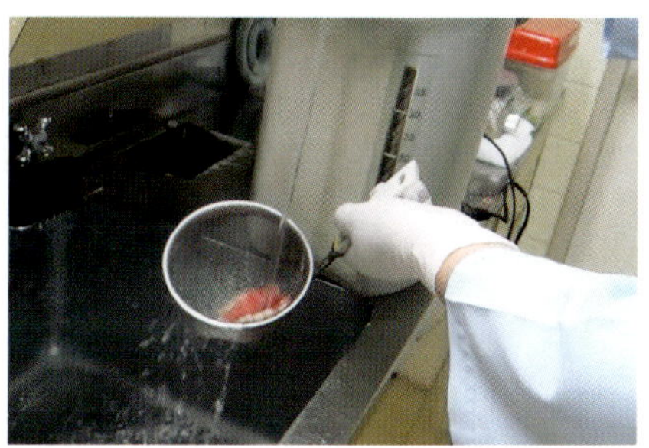

図15－16　レジンが硬化したら流蠟する.

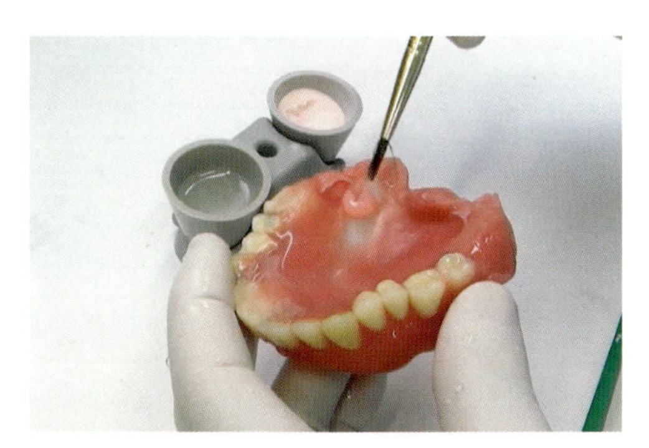

図15－17　厚みの過不足は即時重合レジンで修正する.

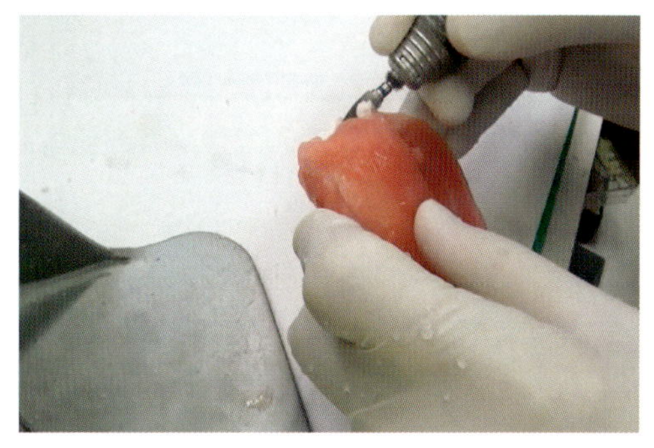

図15－18　後縁部の長さを整える.

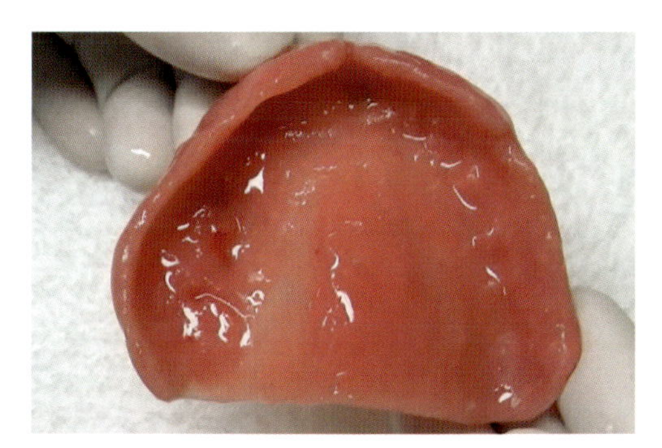

図15－19　最後に流れの良い即時重合レジンでウォッシュする.

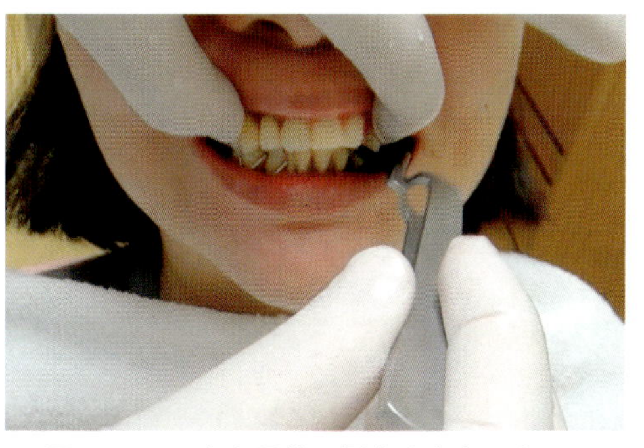

図15－20　咬合調整は側方を中心に行う.

■コピーデンチャーで改造が必要な場合（下顎）

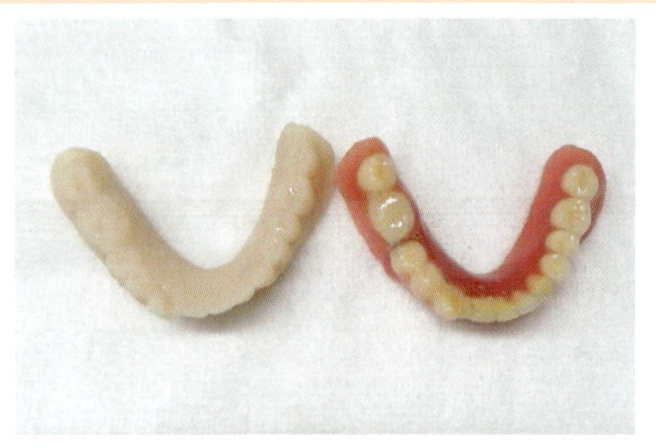

図16－1　下顎はなるべく旧義歯を直接改造しないほうがよい．

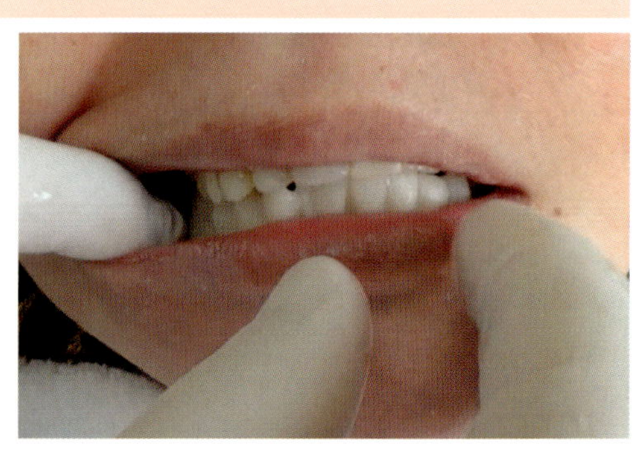

図16－2　白いレジンのみでコピーデンチャーを作り，まず咬合を確認する．

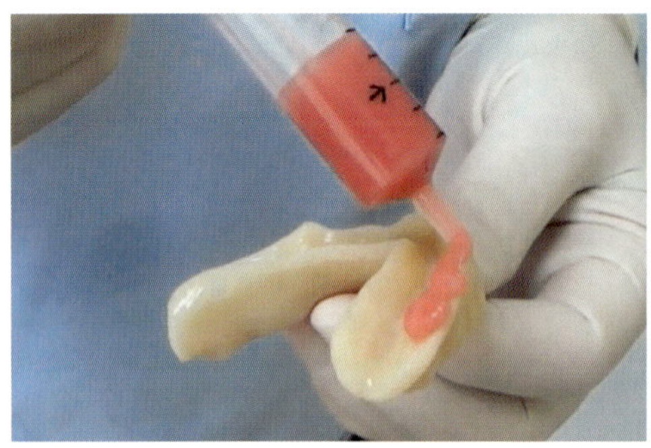

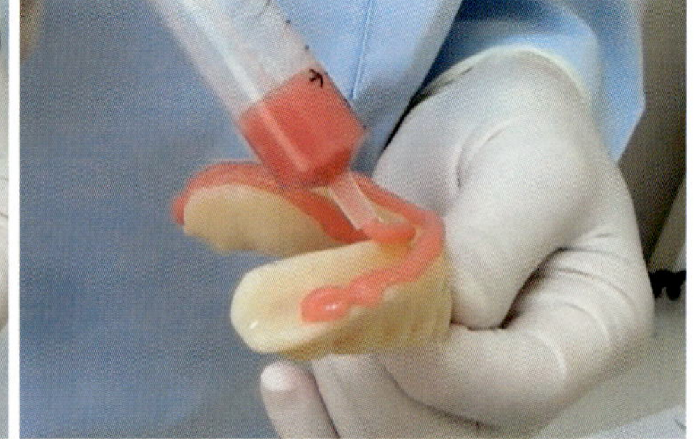

図16－3・4　辺縁全体に即時重合レジンを巻きながら形態を修正していく．

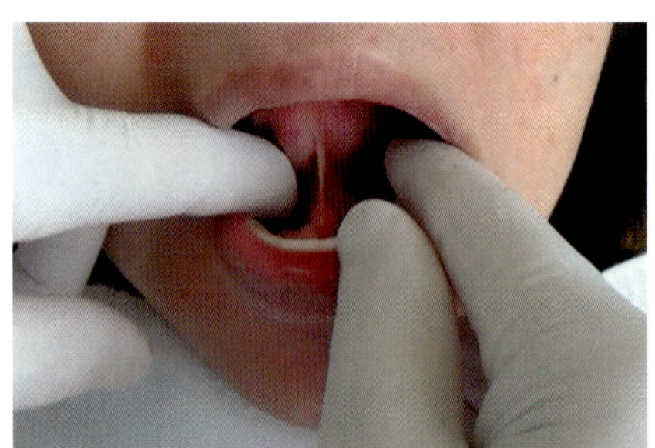

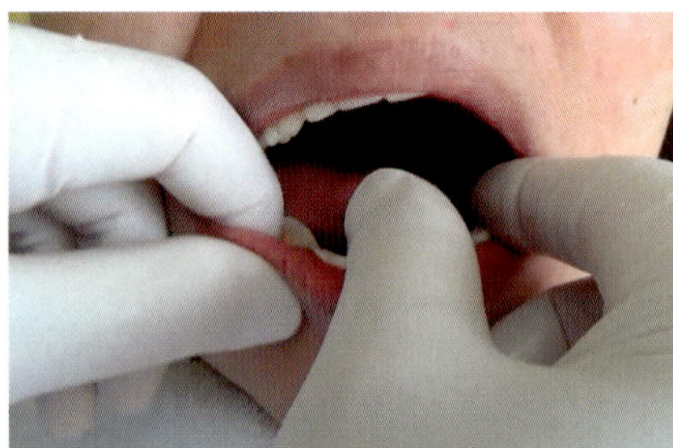

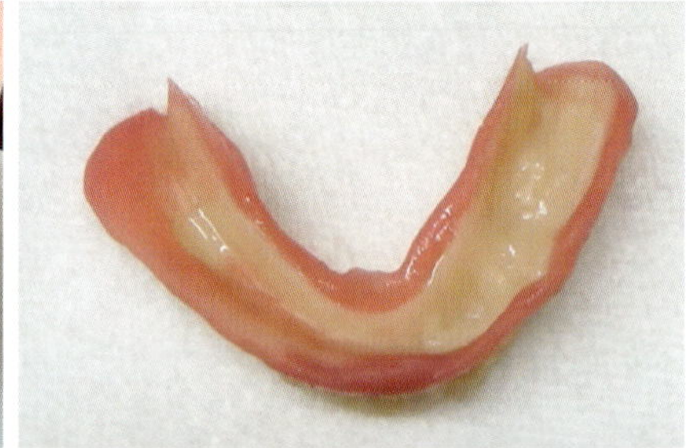

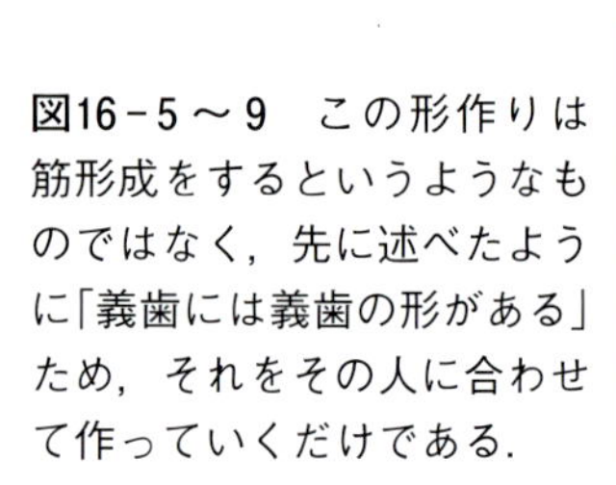

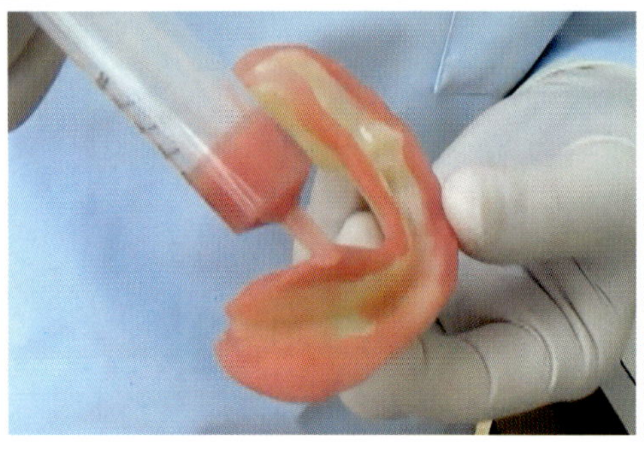

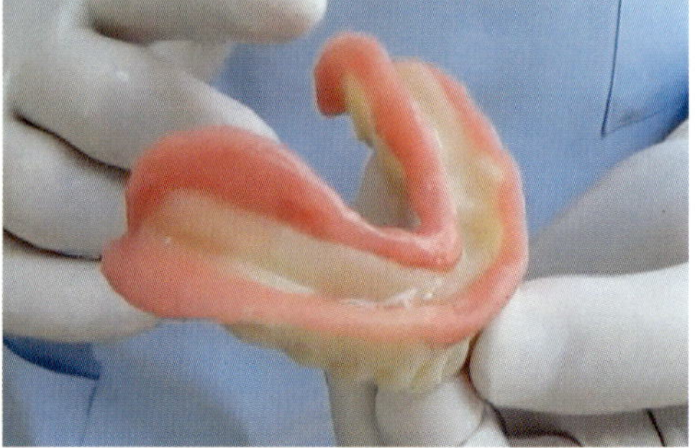

図16－5～9　この形作りは筋形成をするというようなものではなく，先に述べたように「義歯には義歯の形がある」ため，それをその人に合わせて作っていくだけである．

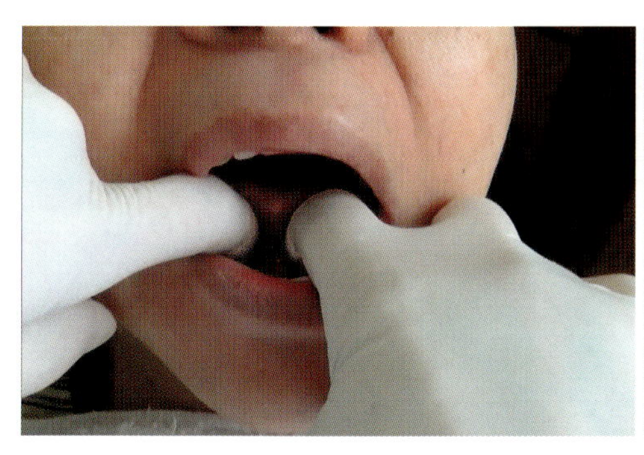
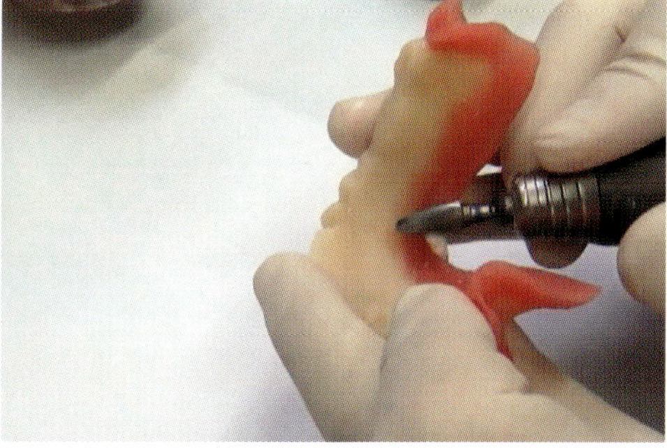

図16－10・11　そのたび毎に形態を整えていくのがコツである.

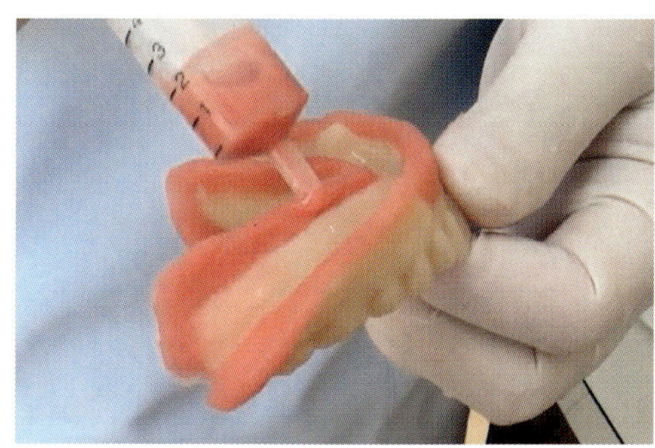
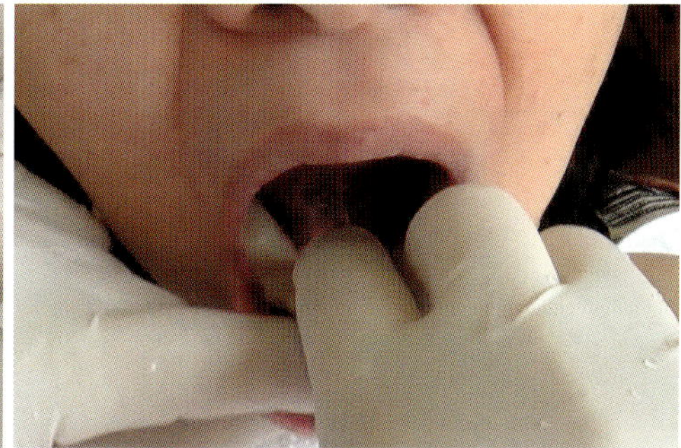

図16－12・13　最後に軟らかくウォッシュすると，外れなくなる.

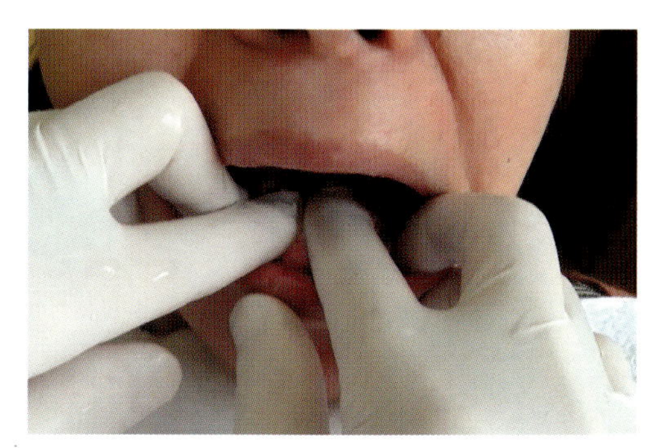

図16－14　舌側は，舌を出すよう指示し，その舌を出させないよう押さえると決まってくる.

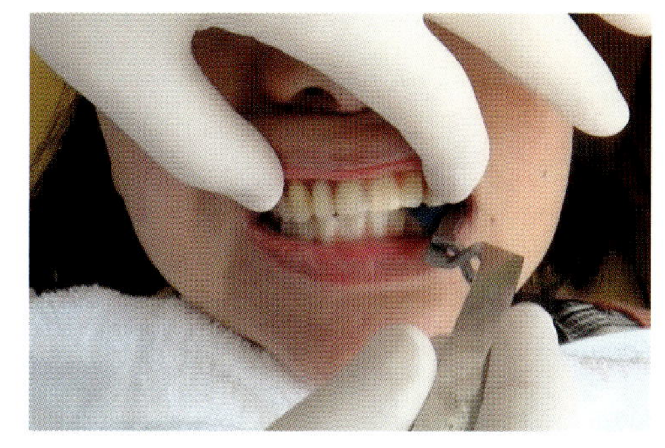

図16－15　最後は咬合調整.

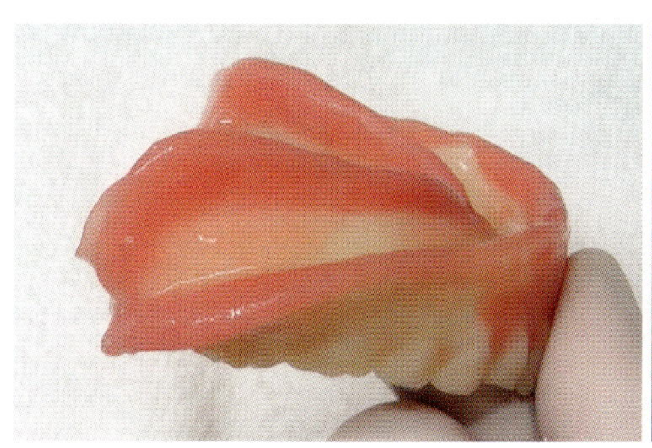
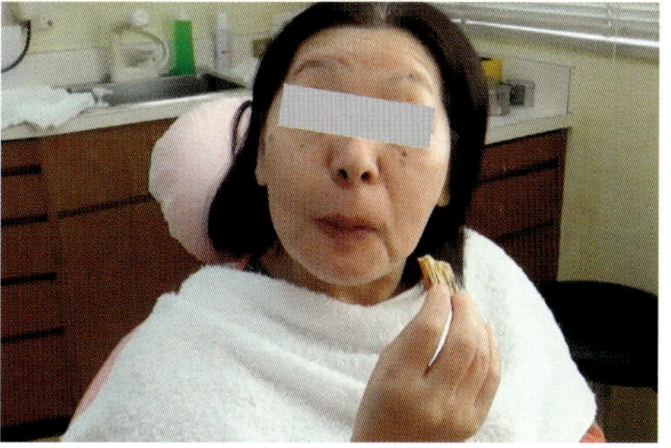

図16－16・17　義歯らしい形が出来上がったら，試食してもらい，外れる，痛いなどを確認する.

■ボクシングおよび人工歯の排列

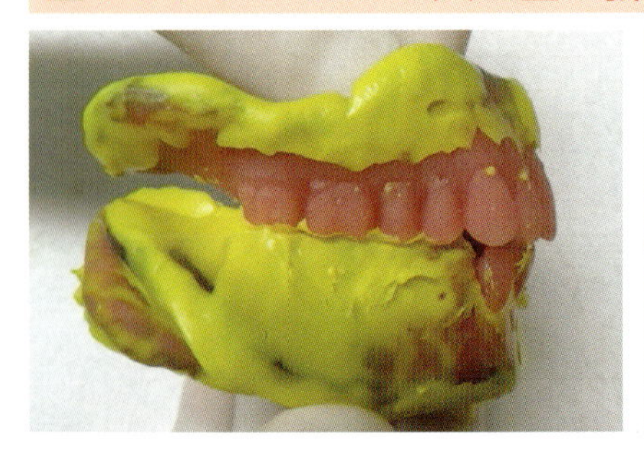

図17－1　コピーデンチャーを利用した方法だと，印象採得と咬合採得が同時に行われる．

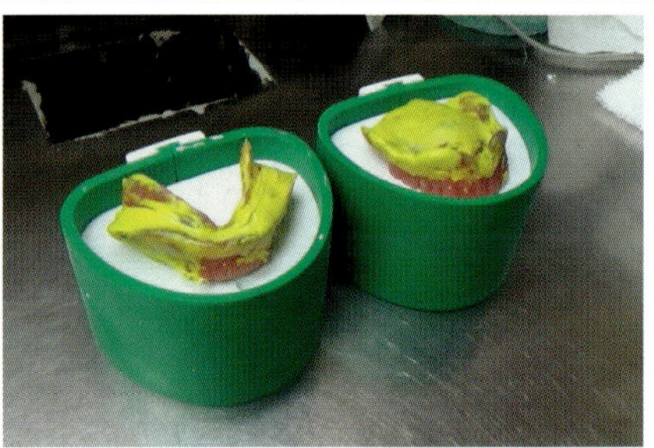

図17－2　ボクシングを行う．

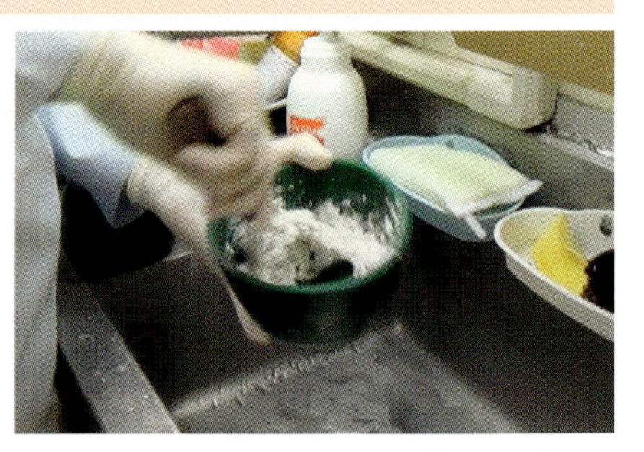

図17－3　アルジネート印象材を練和する．

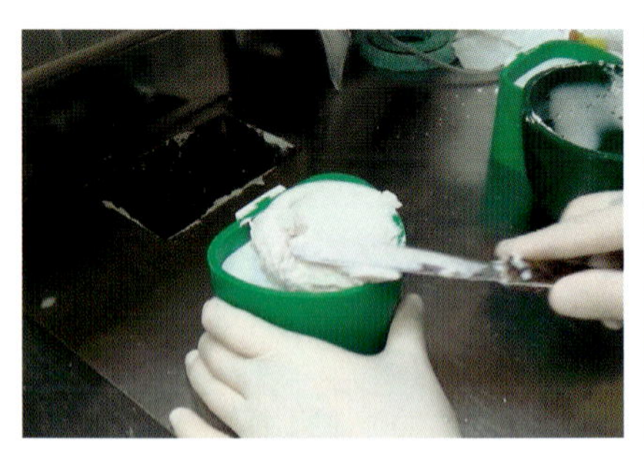

図17－4　CDフラスコにアルジネート印象材を入れる．

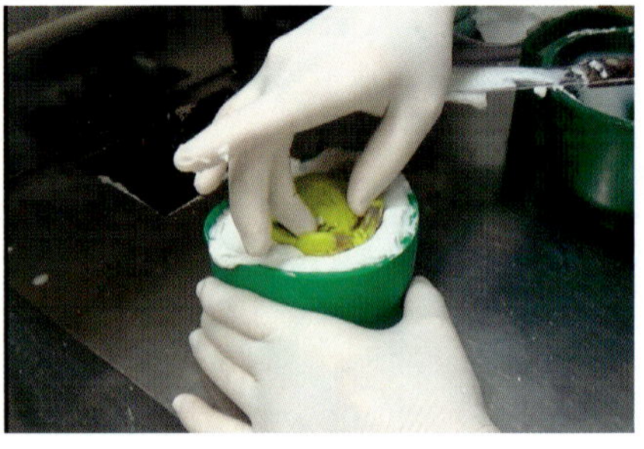

図17－5　印象材に上顎コピーデンチャーを咬合面から押し付ける．

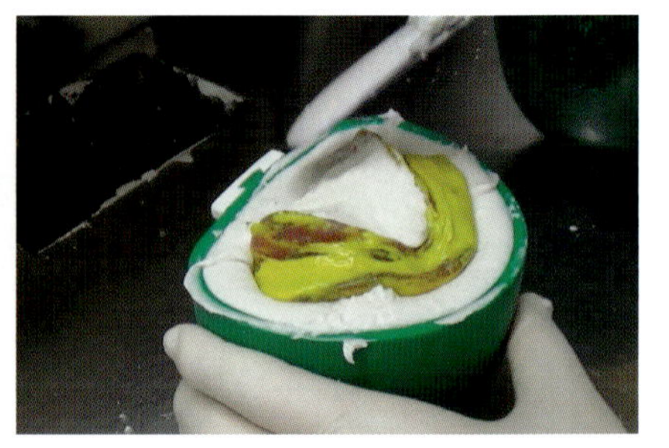

図17－6　下顎も同様にする．

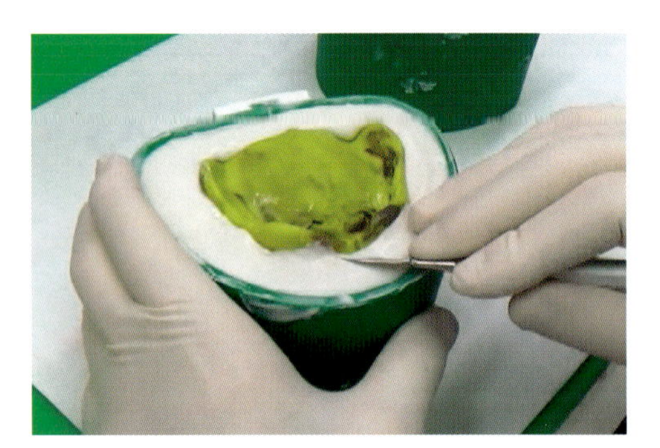

図17－7　アルジネート印象材が硬化したら辺縁を出す．

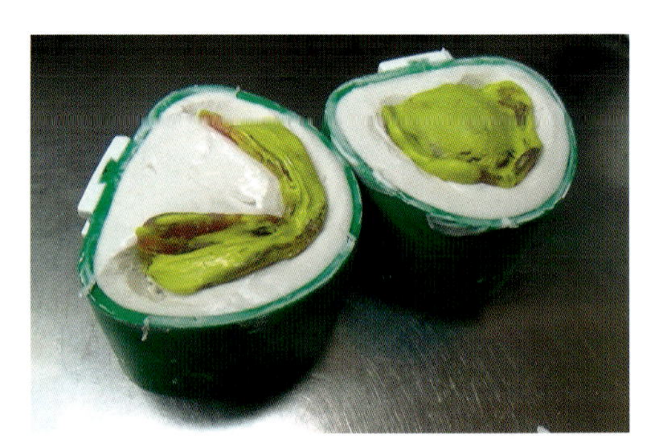

図17－8　上下ともに辺縁を出した状態．

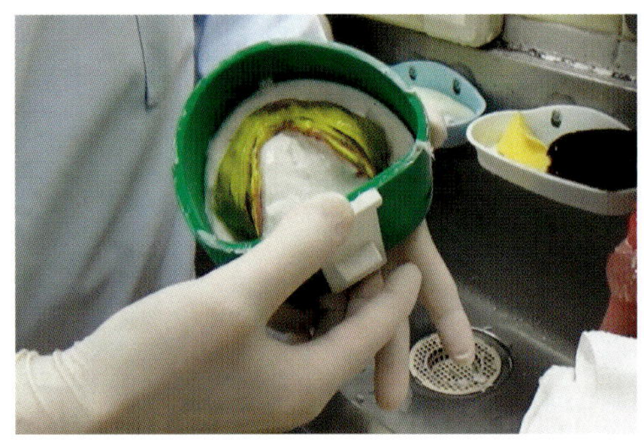

図17－9　CDフラスコの底の部分を下げる．

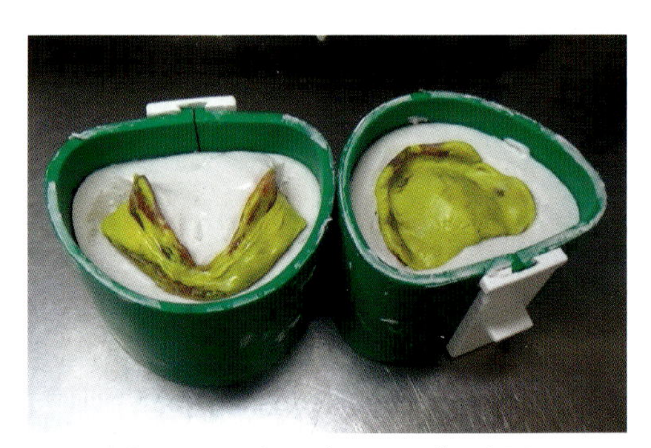

図17－10　上下ボクシングの完了．

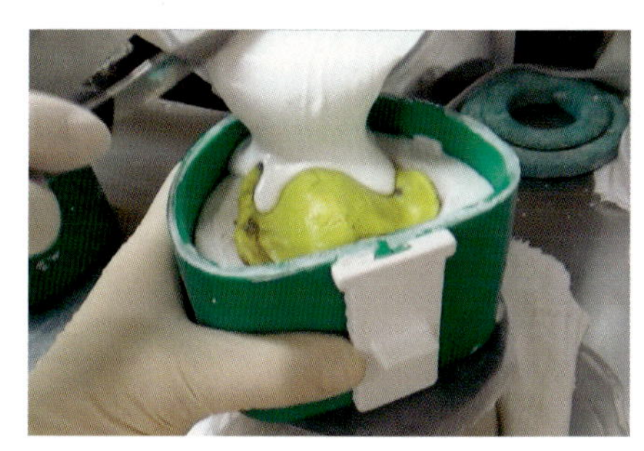

図17-11　石膏を注入する.

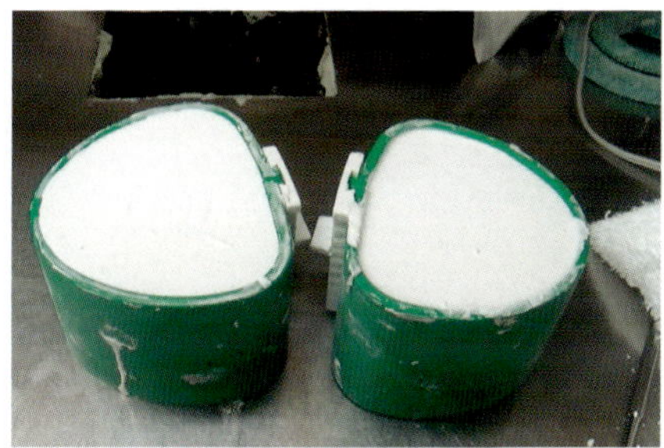

図17-12　石膏の硬化を待つ.

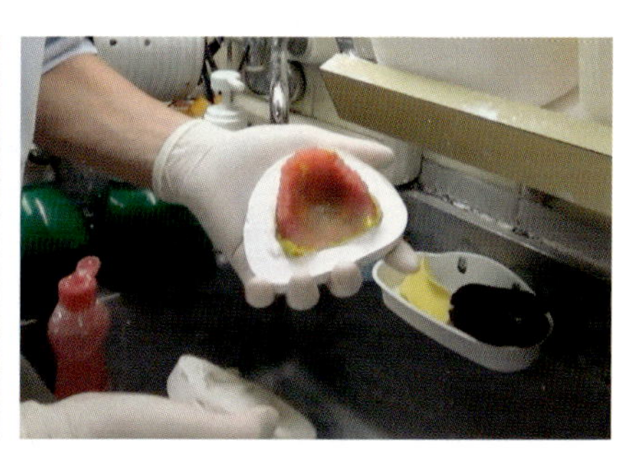

図17-13　石膏硬化後，フラスコとアルジネート印象材を取り外す.

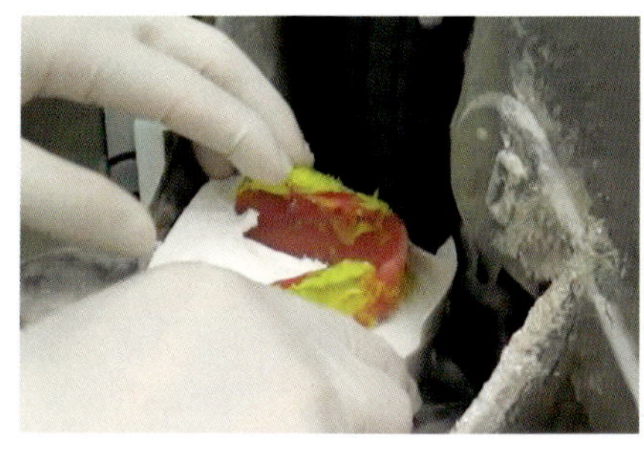

図17-14　トリーマーで大きさを整える.

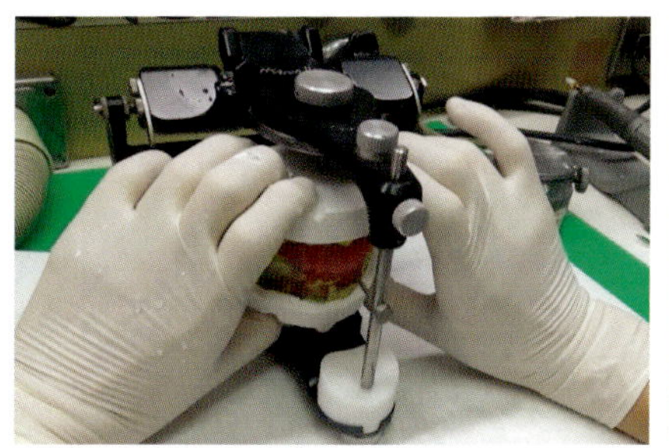

図17-15　咬合器の真ん中辺りに付着する.

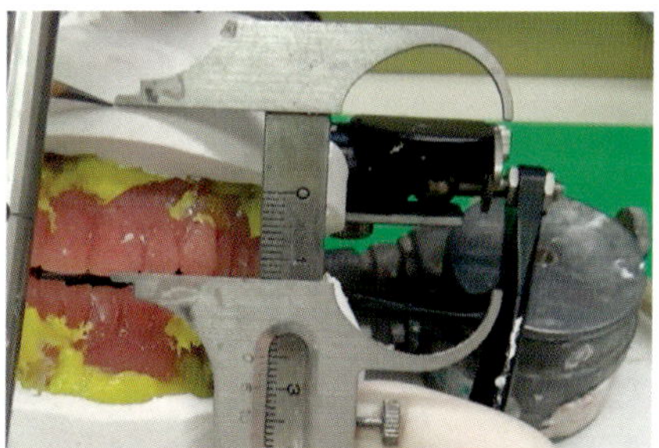

図17-16　切縁から2.5cmのところの線を模型に描く.

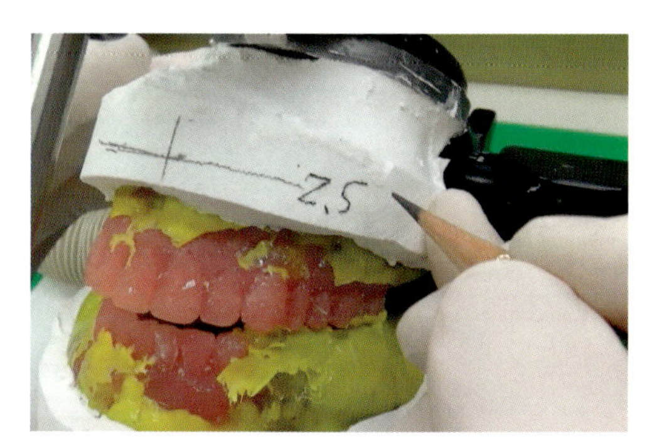

図17-17　正中線も描き加える.

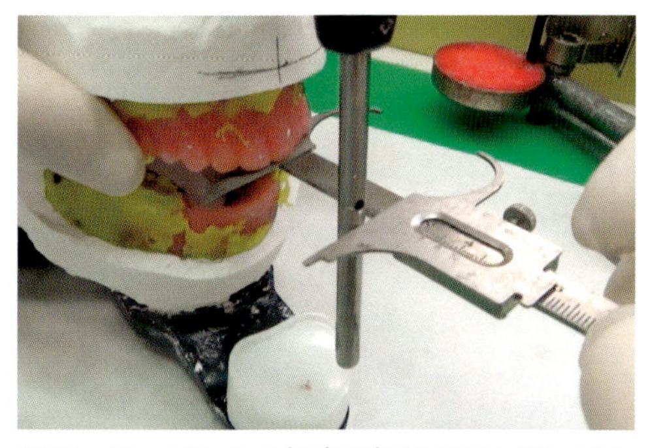

図17-18　ピンから切歯の切縁までも測っておく.

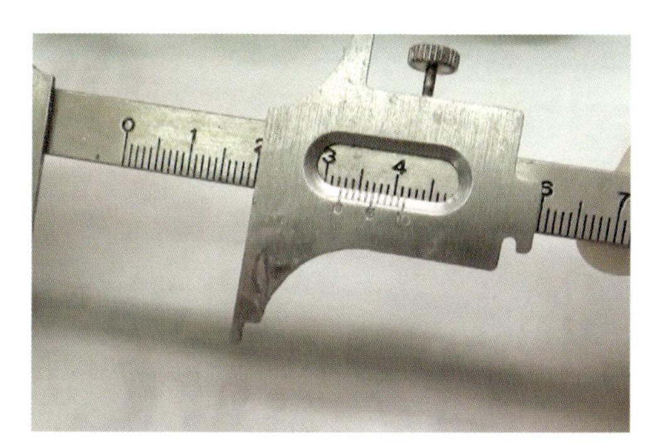

図17-19　この患者さんではピンから切歯切縁までの距離は3.25cm.

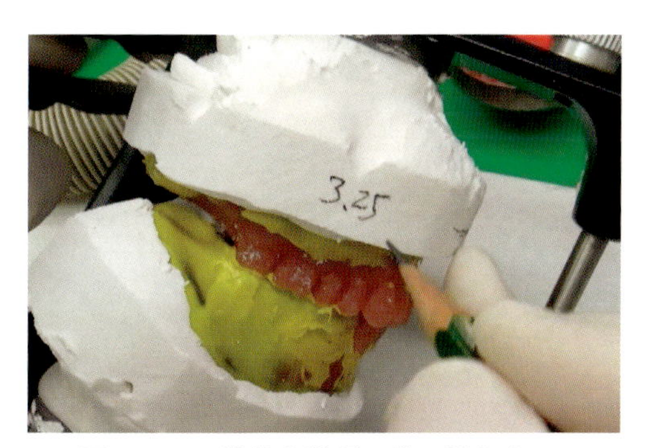

図17-20　数値を模型の横に記入する.

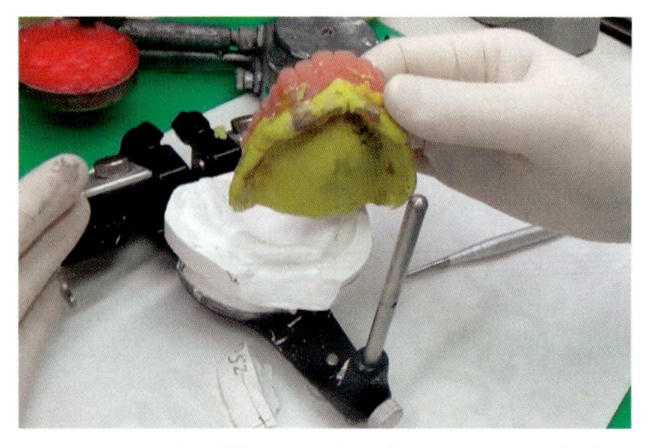

図17-21　上下顎のコピーデンチャーを模型から外す．

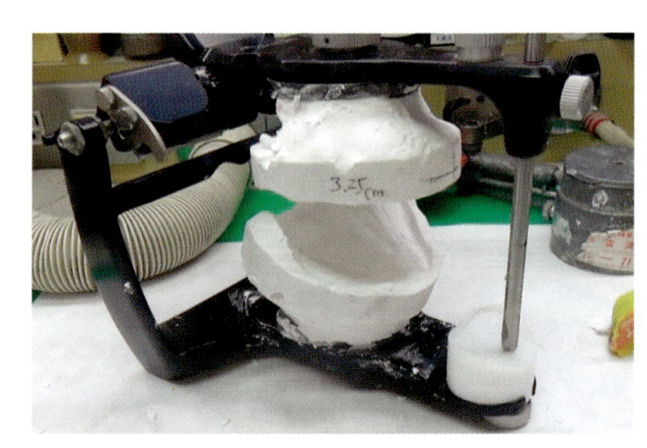

図17-22　これで上下の模型が咬合器に付着された．

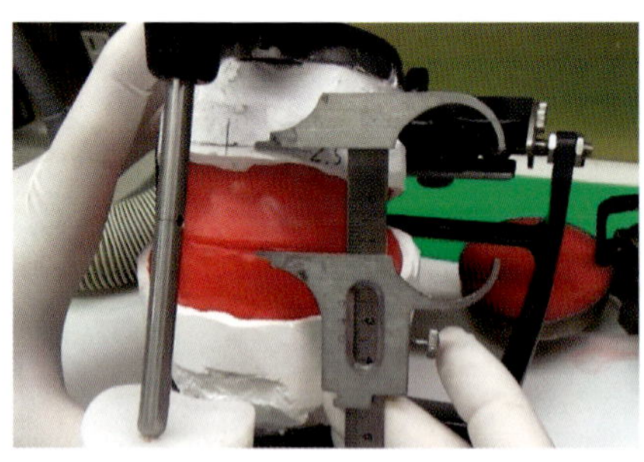

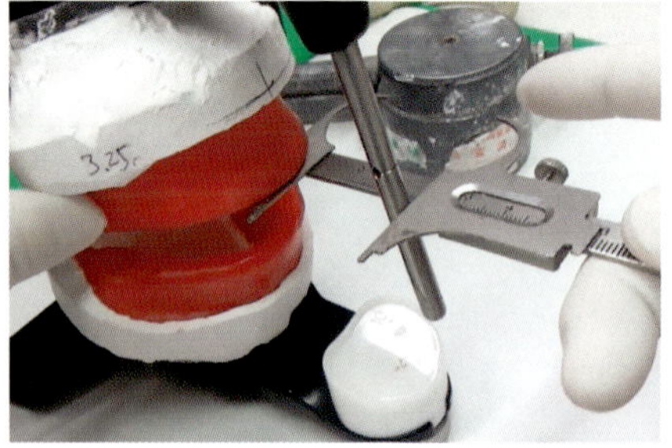

図17-23・24　2.5cmの位置と3.25cmの位置に蝋堤が作られている．

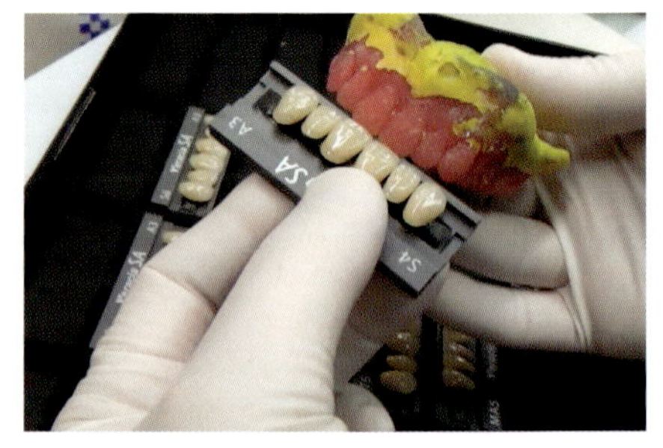

図17-25　人工歯は旧義歯のコピーを参考に選択する．

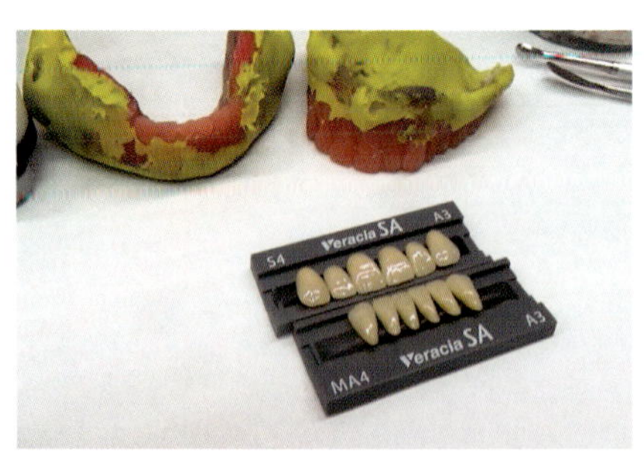

図17-26　私はいつも色はA3を使用している．

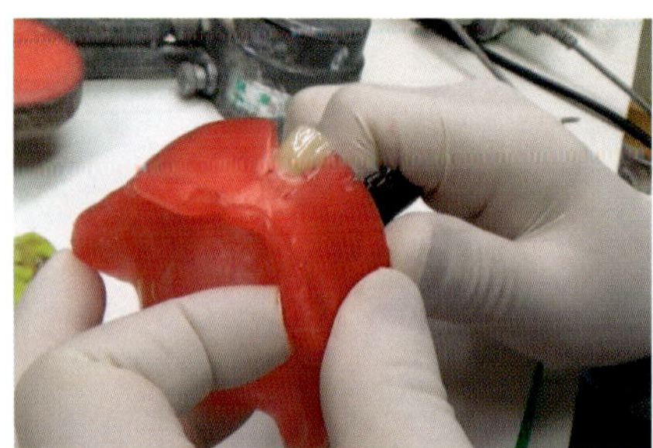

図17-27　蝋堤に従って前歯から排列していく．

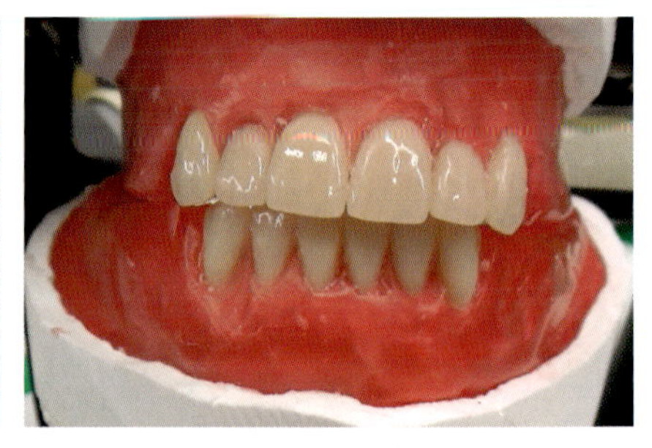

図17-28　上下顎の前歯が排列されて初めて3|3の位置が決まる．

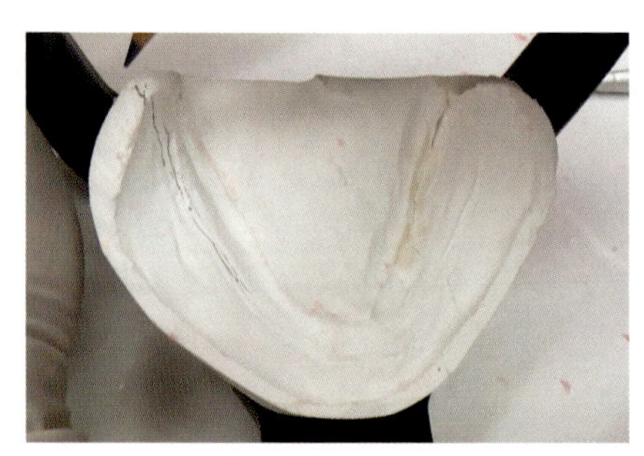

図17-29　レトロモラーパッドの中央にも印を付ける．

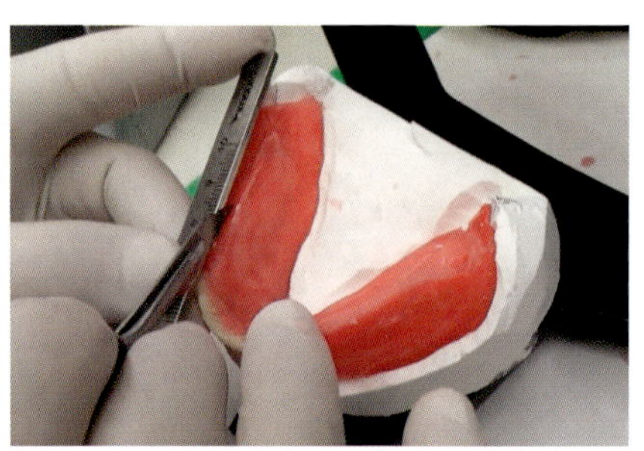

図17-30　それを線で結ぶ．

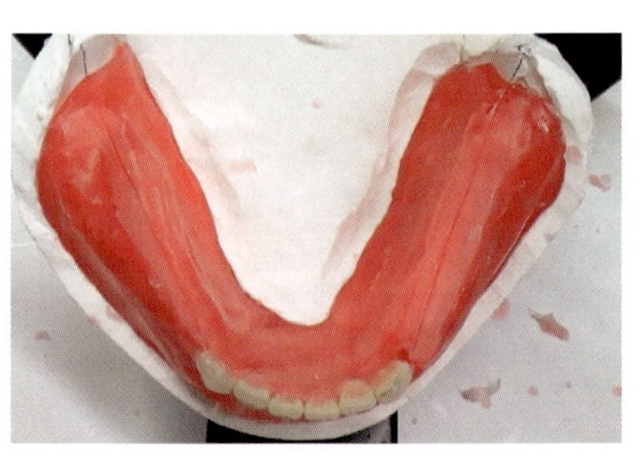

図17-31　私のパウンドライン．これに従って臼歯部を排列していく．

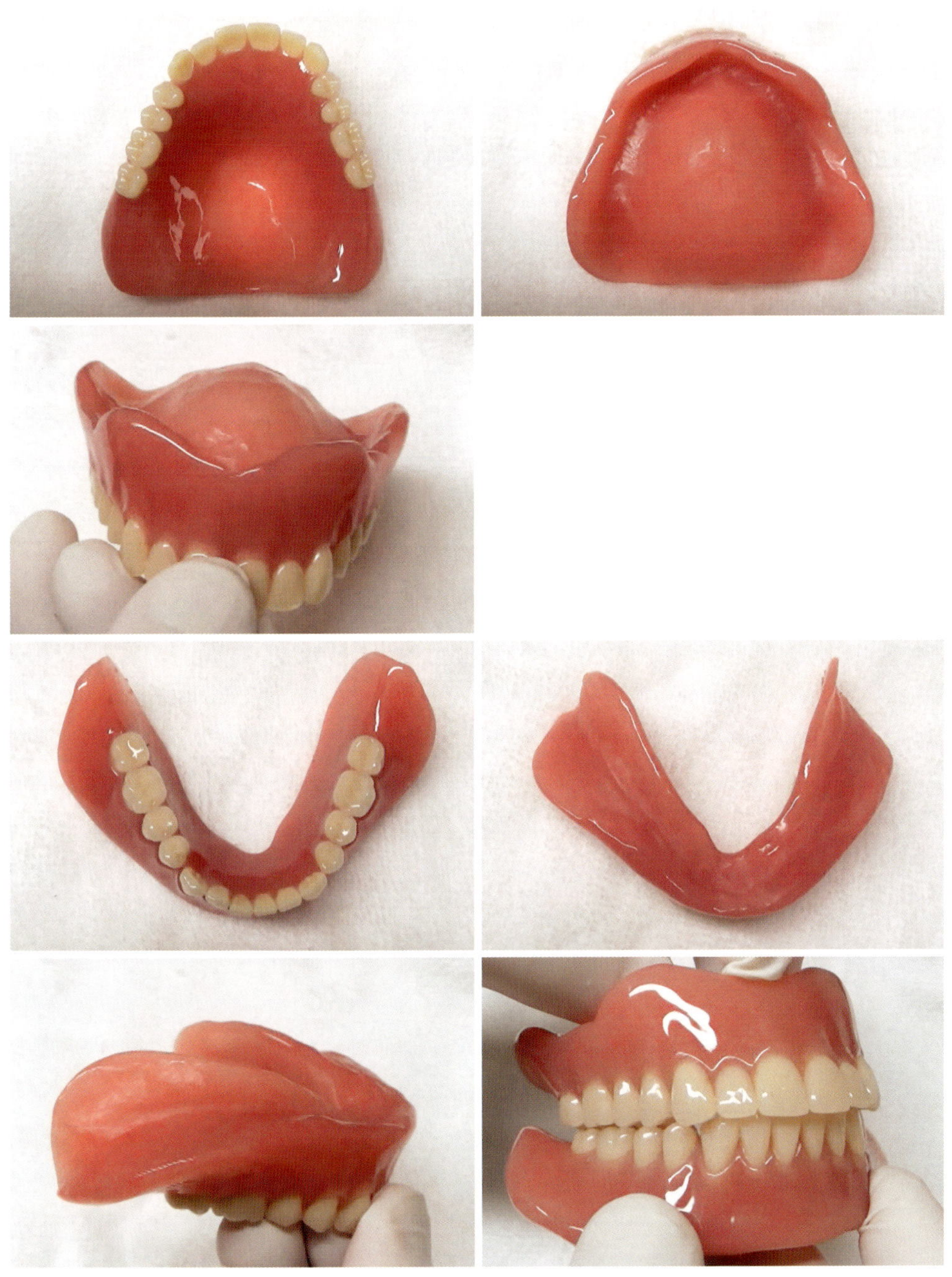

図17－32～38　完成義歯．これを見ていただくと，今まで述べた義歯の形に関する私の考え方がおわかりいただけると思う．

■上顎総義歯，下顎パーシャルデンチャーの場合

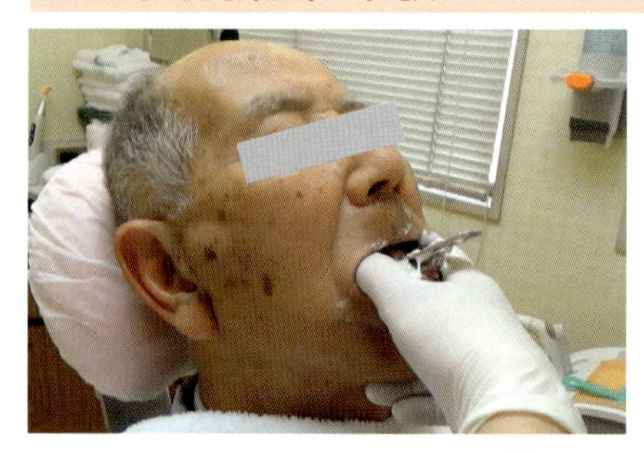

図18－1　下顎の印象採得．上顎は総義歯なので，コピーデンチャーを使用する．

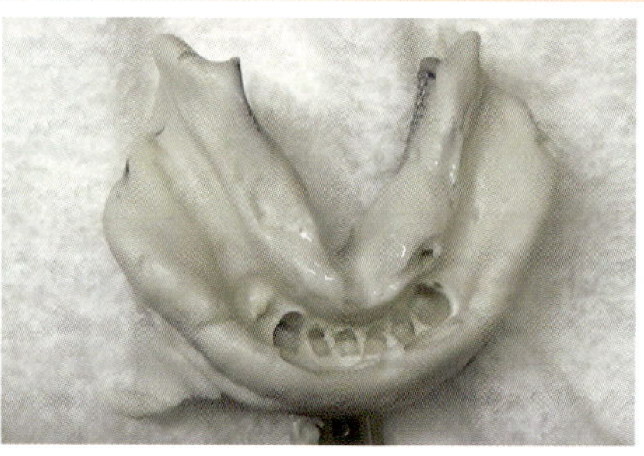

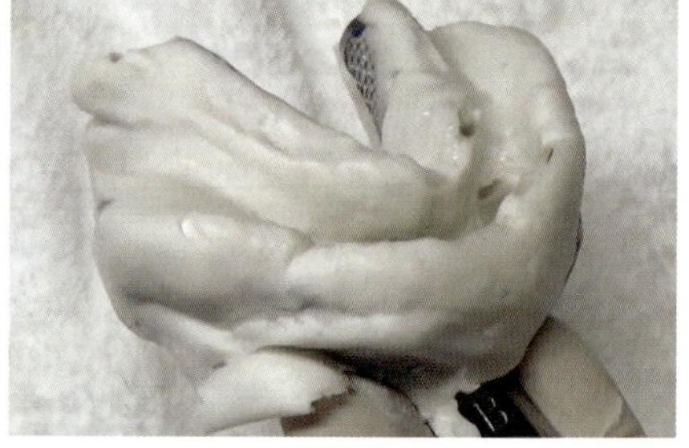

図18－2・3　下顎のパーシャルデンチャーにはアルジネート印象を採用．

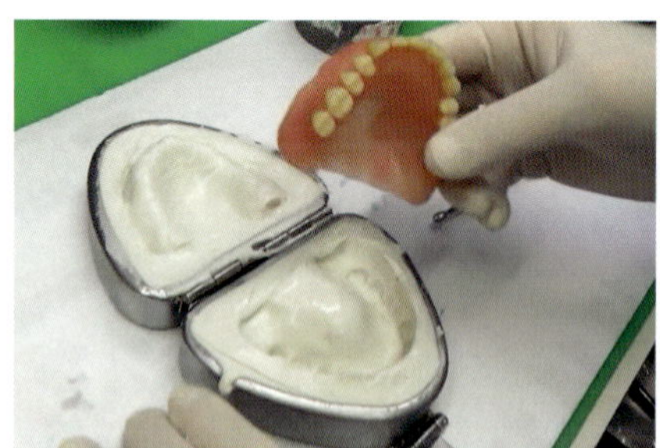

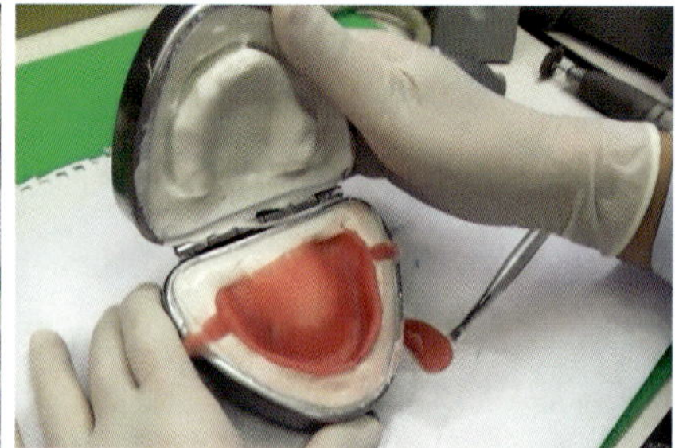

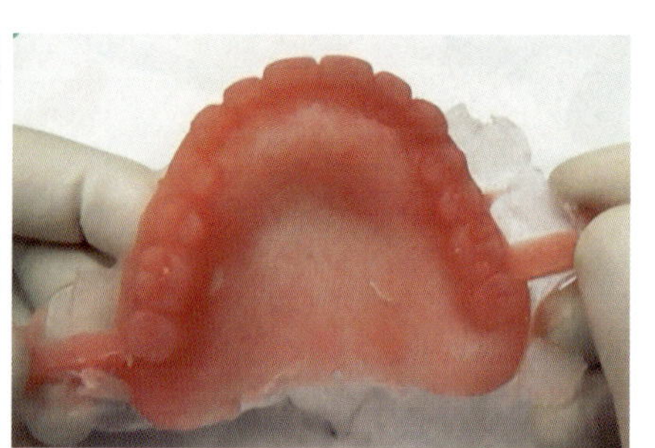

図18－4～6　上顎は総義歯なので，同日にコピーデンチャーを作る．

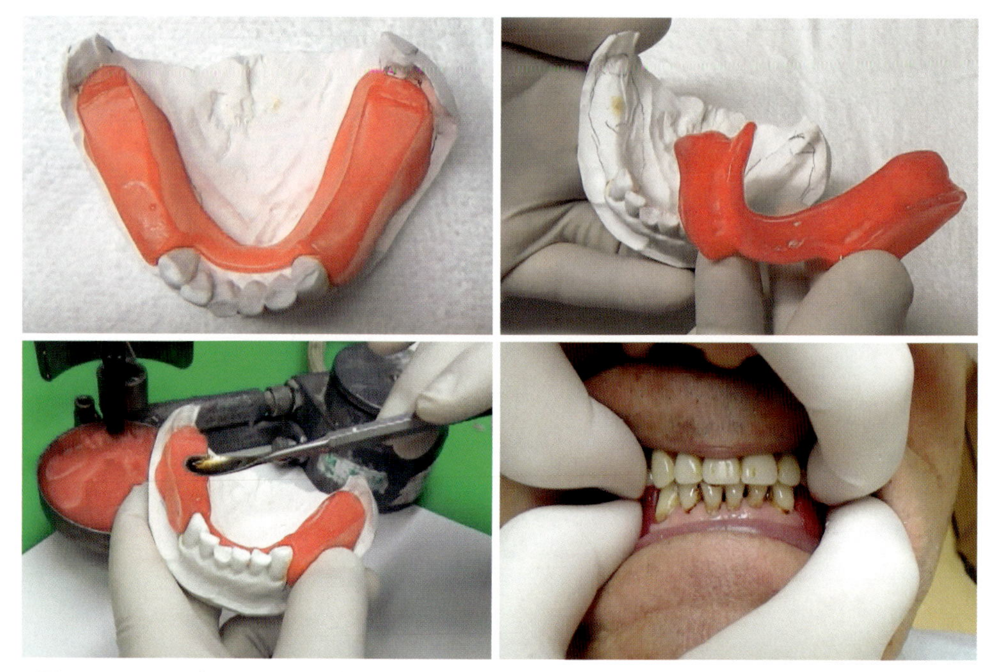

図18－7～10　次回，下顎の咬合堤が出来上がってきたら，その咬合堤と上顎の旧義歯である総義歯とで咬合採得をする．

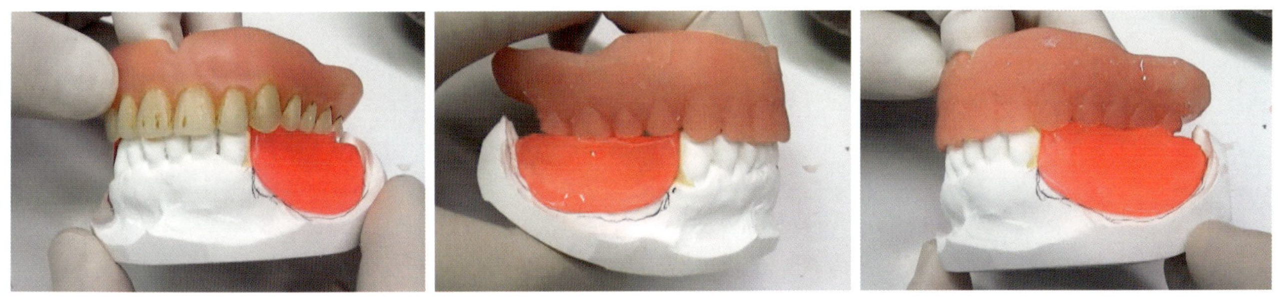

図18－11～13　咬合採得終了後，上顎をコピーデンチャーに置き換え，その上顎コピーデンチャーを改造していく．

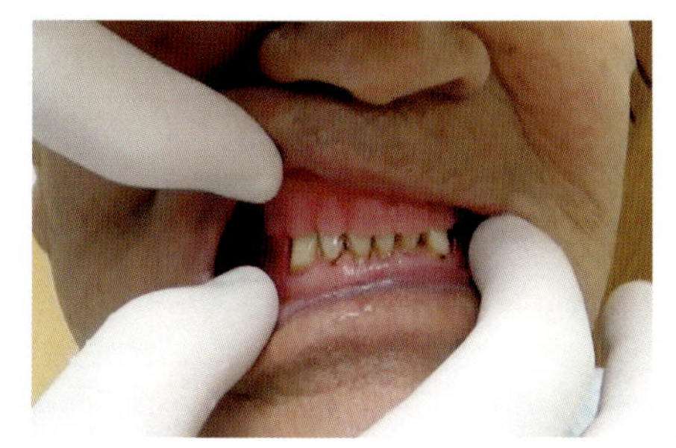

図18－14　コピーデンチャーの適合，咬合関係を確認する．

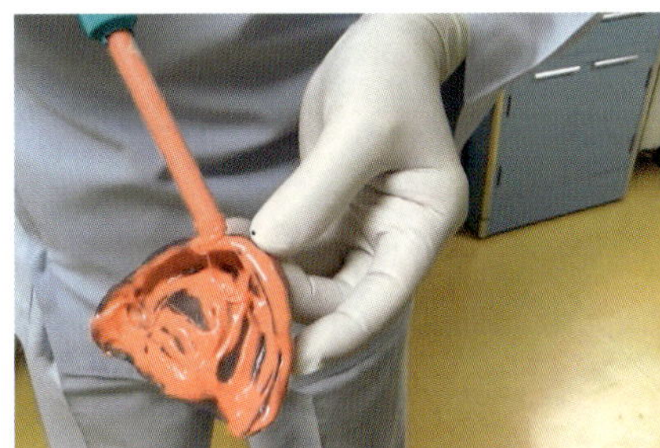

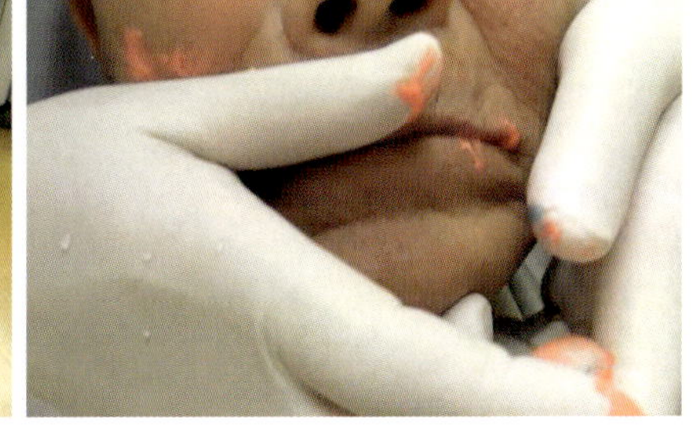

図18－15・16　シリコーン印象を採得する．

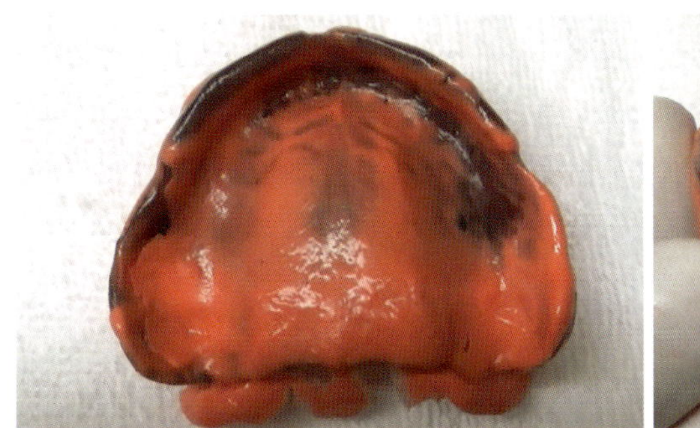

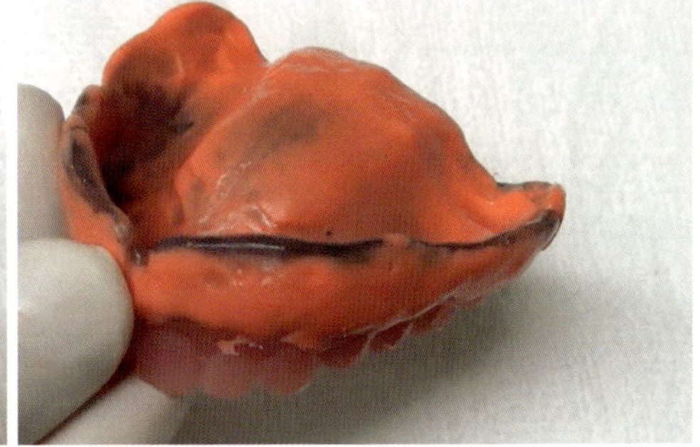

図18－17・18　採得された上顎印象．

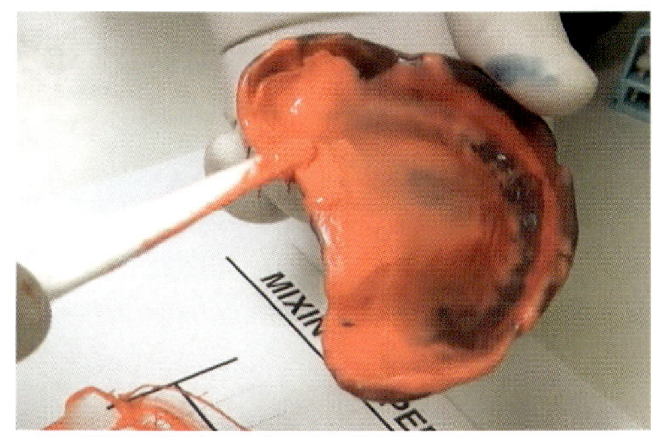

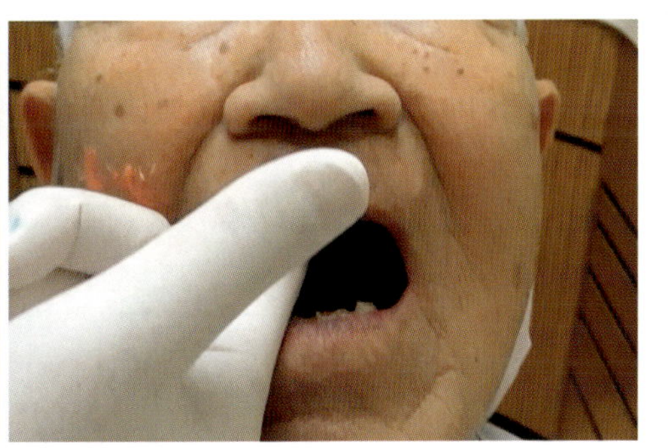

図18－19・20　ポストダムについては，採得された印象の上のその部分にシリコーン印象材を盛り上げるようにして口腔内に入れて形作る．

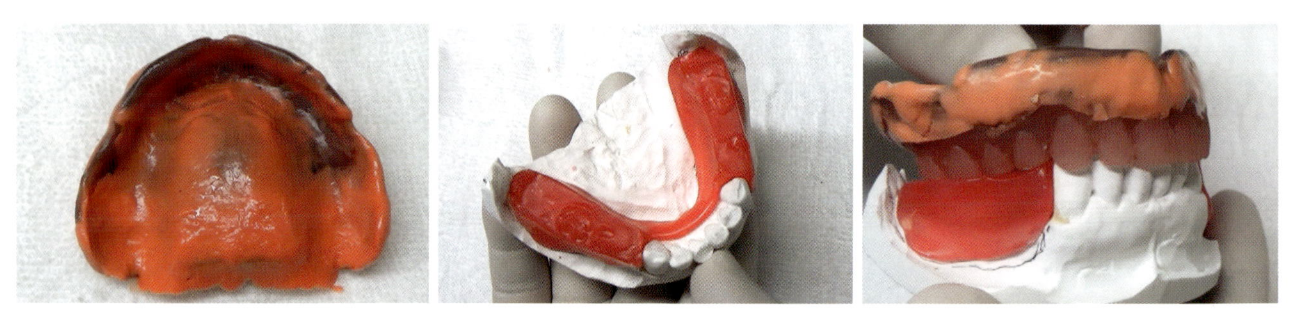

図18－21～23　上顎にはポストダムが付与され，上下の咬合採得も終了した.

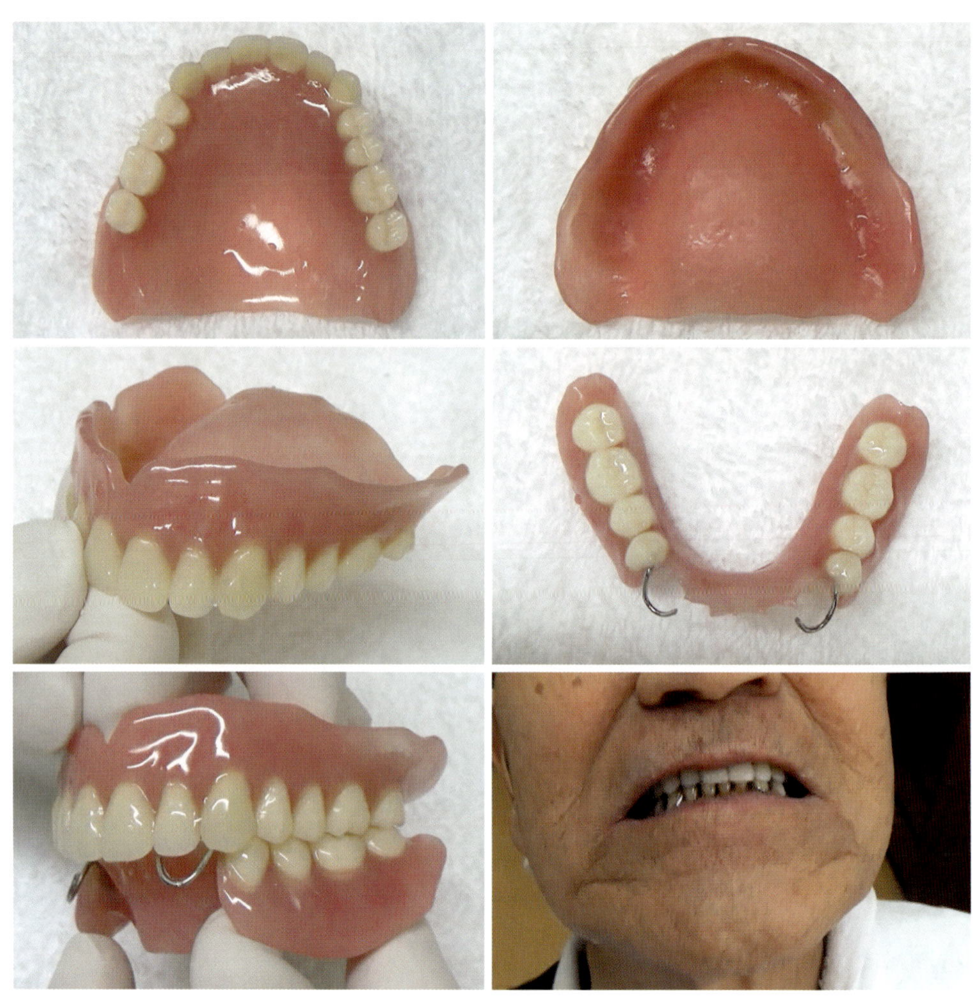

図18－24～29　完成した総義歯とパーシャルデンチャー．両者のコンビネーションの場合は，このように作製していく.

（3）下顎に咬座印象法を取り入れる

従来の方法で総義歯製作を行い，さらに印象もアルジネート印象だけでやるならば，最後に咬座印象法を採用するのがよいと思います．それも下顎にだけです．

コピーデンチャーによる方法は，最終的に上下のコピーデンチャーを咬合させて印象採得，咬合採得を行います．それを見て「咬座印象で採るのですね」と質問される方がおりますが，咬合させて印象採得を行うのが咬座印象法ではありません．咬座印象法とは，通法により総義歯製作を行い，最後のワックスデンチャーの試適のときに，粘膜面に印象材を入れて最終印象を採得し，それはそのまま模型に戻さずフラスコに埋没して重合・完成するものをいいます．最終印象材は，「矢崎先生はアルジネートを軟らかく練って採得した」というような話を聞いたことがありますが，多くはシュールフレックスで採られておりました．現在では，シリコーン印象材を使用すると思います．

しかし，咬座印象は上顎印象が難しいのです．試適まで良いテンポで進んできたのに，上顎印象を採得するときに，上顎床の粘膜面に入った印象材がうまく排除されず，かえって咬合が狂ってしまうということが起こることがあるのです．そこで私は，下顎のみ咬座印象を行うのがよいと思います．それも，試適した上下ワックスデンチャーの状態がよければ，その日は試適のみでおしまいにして，上顎だけ先に重合・完成するのです．そして，次のアポイントで完成した上顎に対し，下顎のみ咬座印象をする，これがよいのではないかと思っています．

この方法は，前述したコピーデンチャーによる印象採得，咬合採得の利点がすべて盛り込まれており，理想的な方法です．トレーに人工歯が付いているために，辺縁の印象を完成義歯に近い状態で採得できます．印象時の開口状態も完成義歯と同じですし，印象採得と咬合採得が同時にされているので，咬合の狂いがありません．

II

保険のパーシャルデンチャーをどう作るか

—今の開業医の考え方・私の作り方—

内田雄望

1 保険のパーシャルデンチャーの問題点など

私たちが歯科医療を行っていく上での理想は，患者さんの主訴に対して「学術的裏付け」のある処置が行われることにより，苦痛が軽減されたり機能や審美が回復された結果，その対価として「十分な治療費（収入）」が得られることだと思います．

しかし，有床義歯の臨床では，学術的に正しいといわれていることが必ずしも患者さんの喜びに結びつくとは限らない場面が多々あることを，ほとんどの歯科医師が経験しています．学術的な理論とは別に，患者さんの性格，有床義歯に対する認識や許容範囲，使用経験の有無などが，治療の過程や結果を大きく左右しています．

また，保険診療に限っていえば，別の問題点が出てきます．

保険診療では，学術的裏付けがあるからといって，どんな材料でも使えるわけではありません．そして患者さんから得られる対価は，すべて点数で定められています．時間や材料を（ふんだんに？）使ったからといって，決められた点数以外の治療費を別にいただくことは混合診療となり，この先どうなるかはわかりませんが，今の時点では認められていません．

私たちは学術的に素晴らしい講演や論文に接する機会がありますが，そこでは時間やコストによって術式が左右されてしまうということが語られることはあまりないように思います．しかし，私たち歯科医師の多くが現実として求められているものは，保険診療の決められた点数の中で，適切な時間内に，限られた材料を使い，できるだけ患者さんの要求に応えながら収支差益を上げなければならない，医院経営をしていかなければならないということです．

症例によっては，採算を度外視しなければならないときもあるかも知れません．けれども，すべてがそうであれば私たちは生活することができなくなってしまいます．

採算を考えると，クラスプやバーに金銀パラジウム合金を使っていた先生が，物性の優劣とは関係なく，パラジウム価格の高騰でほかの金属に目を向けなくてはならない場合も出てくるかも知れません．また，義歯装着後に再診料やわずかな管理料で延々と調整に時間や回数をかけるわけにもいきません．

このように，診療報酬として請求できるものが限られている中で，どこまで患者さんの要求に応えるかということが，保険診療における有床義歯臨床の難しさではないでしょうか．

2 保険のパーシャルデンチャー，アンケート結果から見える開業医の考え方

「ほかの医院では，保険の義歯をどこまでどう作っているのだろうか？」と疑問に思うことはないでしょうか．私たちはほかの医院で作られた有床義歯を目にすることはよくあります．どこまで時間をかけているのか……　どんな素材をよく使うのか…….

ここに，保険のパーシャルデンチャー作製についてのアンケートがあります（**図19**）．平成22年から平成23年にかけて，村岡秀明先生のご講演先にて東北（山形），関東（東京，埼玉），近畿（大阪），中国（広島），九州（福岡，長崎）ほかの先生方から回答をいただいたものです．保険診療ということを考えたとき，都市部に限らず全国各地から回答を得られたということが，このアンケートのポイントかと思います．なお，有効回答数は422人で，各地方での回答数がバラバラなので，単純に地域ごとの比較はできないと思います．また，このアンケートの後，クラスプにコンビネーション鉤が保険導入され，義歯調整に対する点数の算定方法に若干の変更がありました．しかし，それ以外に保険改定による大きな変更点はないと思います．

非常に抽象的な質問に対して，多くの先生方が真摯にご回答くださいました．限られた点数の中でいかに患者さんの満足する義歯に近づけていくか，落としどころをどうするか，このアンケートはある意味，日本の歯科保険医の苦悩であり，特に⑥-２，⑥-３の回答は心の叫びかも知れません．

以下に設問に対する回答結果を示しますが，細かい結果はどうでもいいと思われる方は，⑥-２，⑥-３の結果だけ読まれてもよいかも知れません．

＊各設問に対して複数回答もありましたので，「回答数／422」で計算しています．合計が100％を超える項目もありますので，お含み置き願います．

①　主に使用する印象材の種類は？

ａ．アルギン酸（１回法）　304（72.0％）
ｂ．アルギン酸（２回法）　58（13.7％）
ｃ．シリコーン　52（12.3％）
ｄ．その他　25（ 5.9％）

【保険のパーシャルデンチャーをどう作るか】

健康保険のみで，いかにパーシャルデンチャーを作っておられるか，お聞かせください．すべて同じではないと思いますが，主なものに○をお付けください．

① 主に使用する印象材の種類は？

a．アルギン酸（1回法）　b．アルギン酸（2回法）

c．シリコーン　d．その他（　　　　）

② 主に使用するクラスプの種類（材料）は？

・前歯部（　　　）

a．金パラ鋳造鉤　b．ニッケルクロム鋳造鉤　c．コバルトクロム鋳造鉤

d．線鉤

・臼歯部（　　　）

a．金パラ鋳造鉤　b．ニッケルクロム鋳造鉤　c．コバルトクロム鋳造鉤

d．線鉤

③ 主に使用する人工歯は？

a．レジン歯　b．硬質レジン歯　c．陶歯

④-1 両側性欠損または片側性欠損でも反対側へ維持を求めるとき

a．バーを積極的に使用する　b．できるだけレジン（床）のみで作製する

④-2 1でaを選んだ場合，その種類は？

a．金パラ鋳造バー　b．ニッケルクロム鋳造バー　c．コバルトクロム鋳造バー

d．金パラ屈曲バー　e．金パラ以外の屈曲バー

⑤ 主に使う床の材料は？

a．レジン床　b．熱可塑性の床

⑥ より良いパーシャルデンチャーを作る上で咬合平面を揃えることは必要不可欠です．そのため，対合歯を削合したり，補綴物の再製が必要になる場合もあります．ほかにも鉤歯にレスト座を設定したり，残存歯の欠損側へガイドプレーンを設定したりするために天然歯を削ったり，ときには抜髄をした後に補綴物を入れないとその目的が得られないことがあります．そのような処置に対してすべての患者さんから協力を得られるわけではありません．また，協力が得られたとしても保険給付内でできる処置とできない処置があります．

⑥-1 上記のような場合でも，できる範囲でやっていることは？（複数回答可）

a．咬合平面をできるだけ揃える　b．ガイドプレーンを付ける

c．レスト座の設定　d．その他（　　　　　　　　　　）

⑥-2 上記のような場合の自分なりの「落しどころ」は？（○○は妥協しても××は譲れない，など）

⑥-3 患者さんにパーシャルデンチャーを受け入れていただくために，自分なりに工夫していると思う点があれば教えてください．

図19　保険のパーシャルデンチャー作製についてのアンケート．

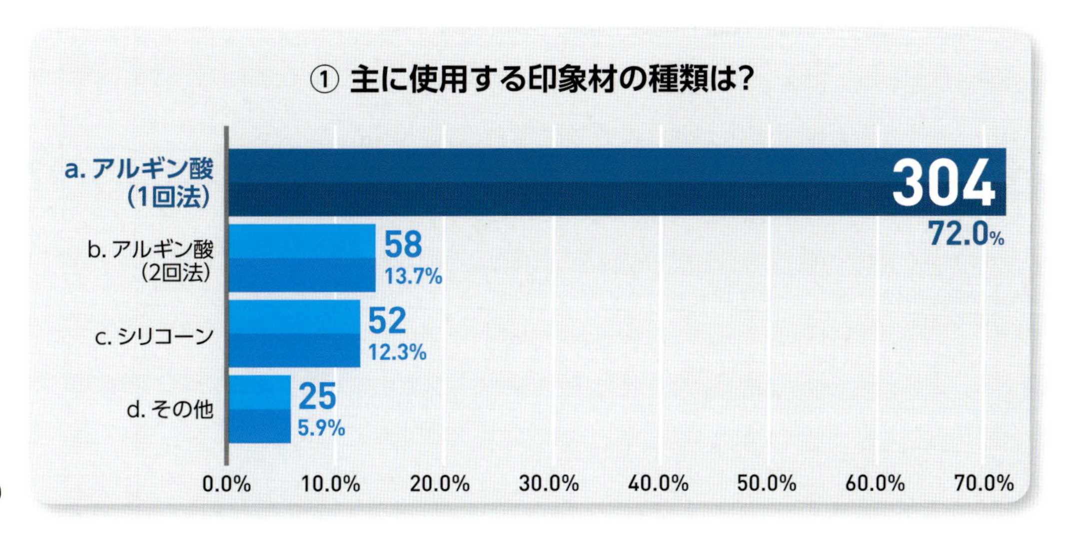

図20

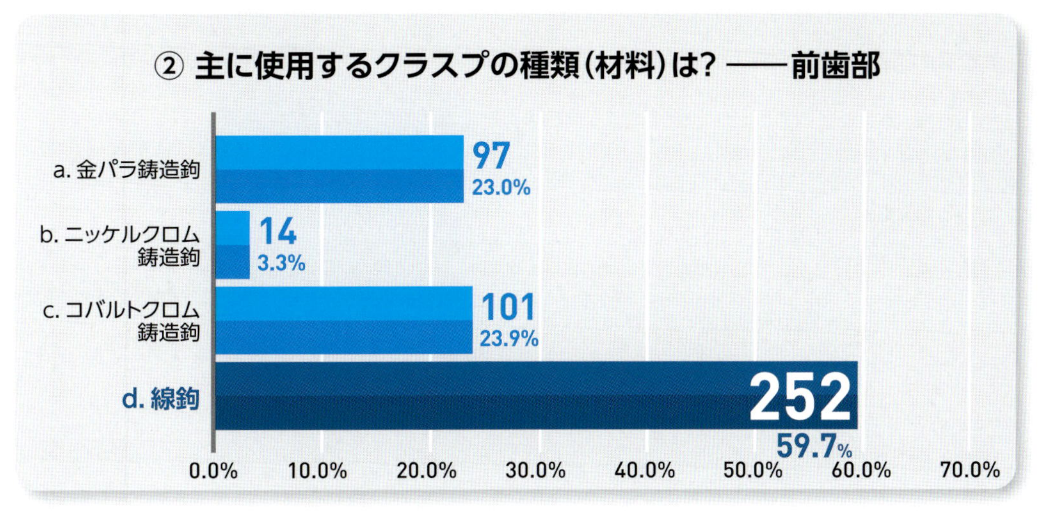

図21

70％以上がアルギン酸（１回法）でした（**図20**）．保険点数を考えればそうなるのかも知れません．印象材を「アルフレックスデンチャー（モリタ）」と指定する回答もありました．「各個トレーを作りシリコーンで採る」という回答も11件ほどありました．また「試適後シリコーンで咬座印象」「コピーデンチャーを使う」「ティッシュコンディショナーを使う」という回答が１件ずつありました．

②　主に使用するクラスプの種類（材料）は？

・前歯部

a．金パラ鋳造鉤　97（23.0％）
b．ニッケルクロム鋳造鉤　14（ 3.3％）
c．コバルトクロム鋳造鉤　101（23.9％）
d．線鉤　252（59.7％）

前歯部では審美を考えて60％近くが線鉤を使用しているようです（**図21**）．また，印象の精度（アルギン酸の１回法）とのからみで微調整が利くのも理由のようです．線鉤と鋳造鉤のコンビという回答も多くいただきました．

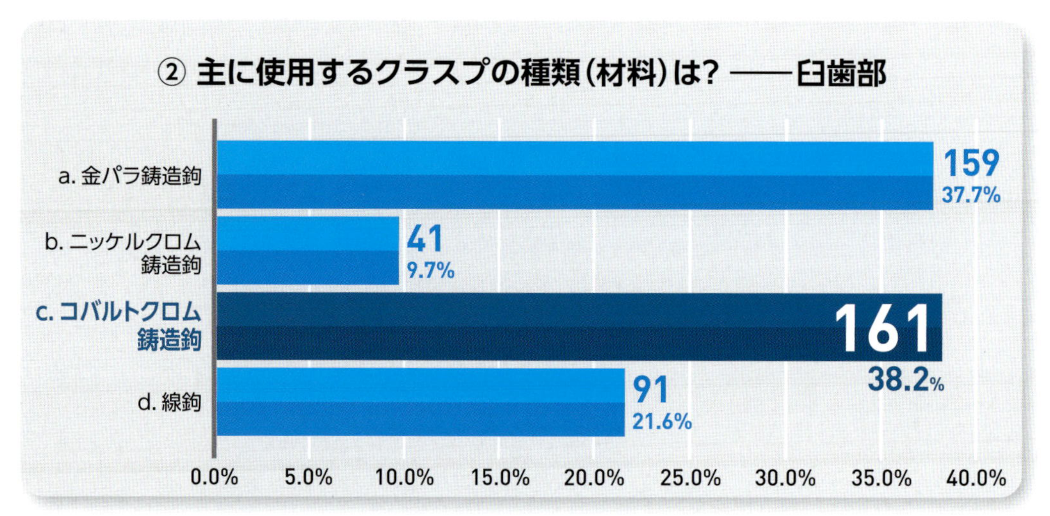

図22

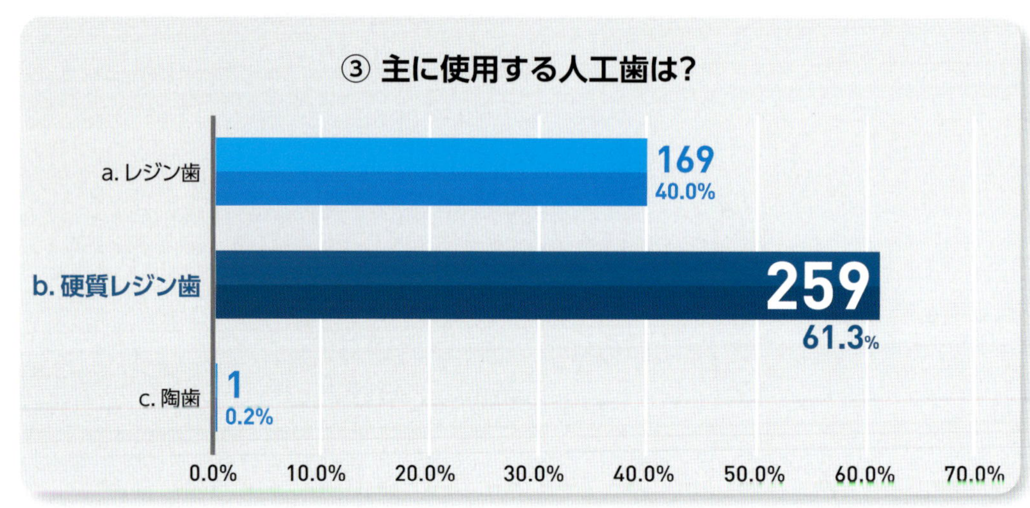

図23

・臼歯部

a．金パラ鋳造鉤　　159（37.7%）

b．ニッケルクロム鋳造鉤　　41（ 9.7%）

c．コバルトクロム鋳造鉤　　161（38.2%）

d．線鉤　　91（21.6%）

上記の結果ですが，金属の種類はパラの価格と保険の点数でこの割合は変わるかも知れません（**図22**）．また，出入りの歯科技工所で作れるものを選んでいる場合もあるようです．現在はコンビネーション鉤が保険導入されましたので，多少違う結果になるかも知れません．

③　主に使用する人工歯は？

a．レジン歯　　169（40.0%）

b．硬質レジン歯　　259（61.3%）

c．陶歯　　1（ 0.2%）

6：4で硬質レジン歯とレジン歯でした（**図23**）．総義歯になると陶歯の割合が増え

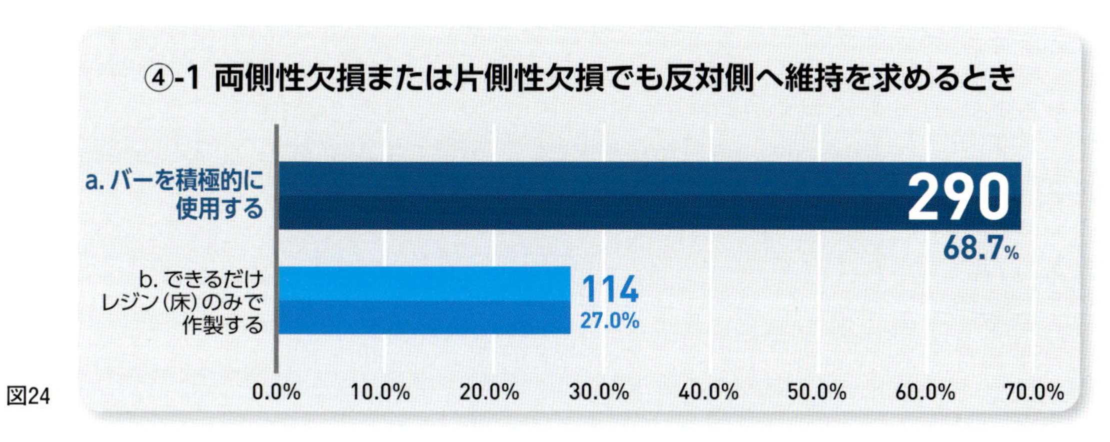

図24

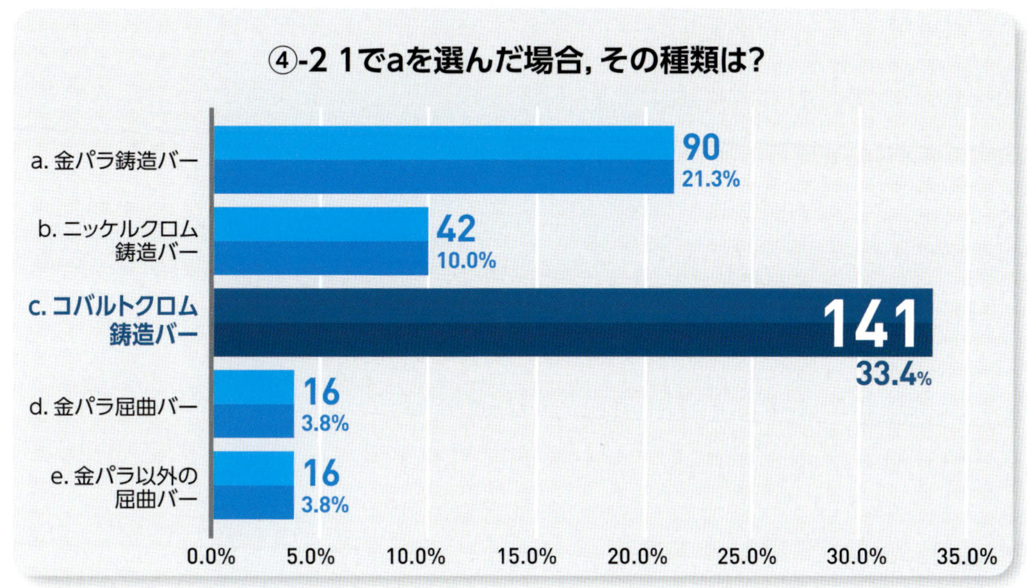

図25

るのかも知れませんが，微調整を含めた操作性などは硬質レジン歯，レジン歯に軍配が上がるのでしょう．

④-1　両側性欠損または片側性欠損でも反対側へ維持を求めるとき

a．バーを積極的に使用する　290（68.7％）

b．できるだけレジン（床）のみで作製する　114（27.0％）

欠損形態を含め，発音，義歯の強度や金属アレルギーの有無などの個別の要素が多々ありますので，一概にどちらがとはいえないところはあると思います（**図24**）．ただ，床を選ばれた方は，印象の精度（アルギン酸の１回法）とのからみで潰瘍や褥瘡を作ったとき，バー（金属）よりも床（レジン）のほうが微調整しやすいのも理由のようです．

④-2　1でａを選んだ場合，その種類は？

a．金パラ鋳造バー　90（21.3％）

b．ニッケルクロム鋳造バー　42（10.0％）

c．コバルトクロム鋳造バー　141（33.4％）

d．金パラ屈曲バー　16（ 3.8％）

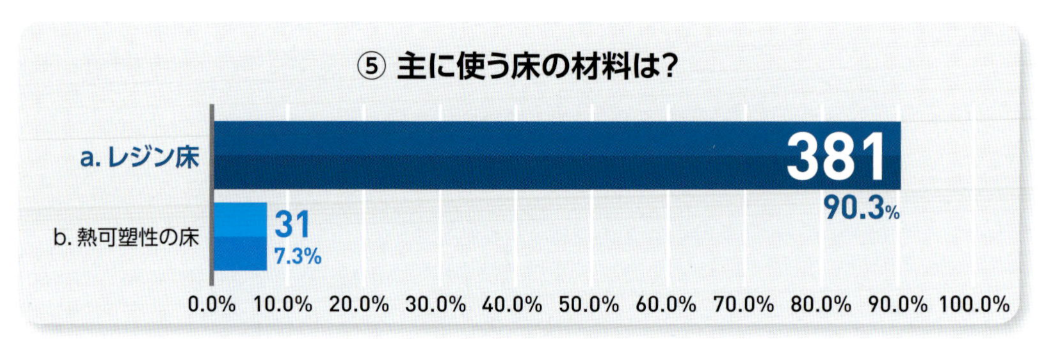

図26

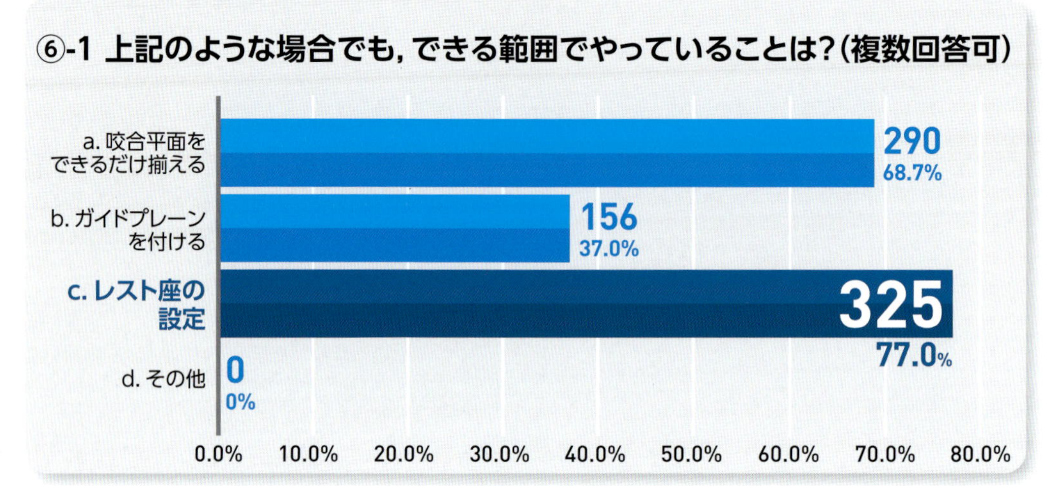

図27

e．金パラ以外の屈曲バー　　16（3.8%）

これも金属の種類はパラの価格と保険の点数でこの割合は変わるかも知れません（**図25**）．また，出入りの歯科技工所で作れるものを選んでいる場合もあるようです．

⑤　主に使う床の材料は？

a．レジン床　　　　381（90.3%）

b．熱可塑性の床　　31（7.3%）

90%以上がレジン床でした（**図26**）．昨今強度が強く，修理や床裏装が可能で熱可塑性義歯の点数が算定できる素材のものが出てきているようです．徐々に取り扱う歯科技工所も増えつつあるようですが，まだまだレジン床に比べ頻度は少ないというのが現状のようです．

⑥　より良いパーシャルデンチャーを作る上で咬合平面を揃えることは必要不可欠です．そのため，対合歯を削合したり，補綴物の再製が必要になる場合もあります．ほかにも鉤歯にレスト座を設定したり，残存歯の欠損側へガイドプレーンを設定したりするために天然歯を削ったり，ときには抜髄をした後に補綴物を入れないとその目的が得られないことがあります．そのような処置に対してすべての患者さんから協力を得られるわけではありません．また，協力が得られたとしても保険給付内でできる処置とできない処置があります．

⑥-1　上記のような場合でも，できる範囲でやっていることは？（複数回答可）

a．咬合平面をできるだけ揃える　290（68.7%）
b．ガイドプレーンを付ける　156（37.0%）
c．レスト座の設定　325（77.0%）
d．その他

咬合平面をできるだけ揃えたり，ガイドプレーンを付けたりするのはできる範囲内で，しかしレスト座の設定は外せない，という意見が多かったようです（**図27**）．

⑥-2　上記のような場合の自分なりの「落しどころ」は？（○○は妥協しても××は譲れない，など）

⑥-3　患者さんにパーシャルデンチャーを受け入れていただくために，自分なりに工夫していると思う点があれば教えてください．

⑥-2，⑥-3ともに，アンケートを行った会場毎に回答をまとめましたが，どの地域かは匿名としました（**表１・表２**）．また，文言はアンケートに書かれたものを原則そのままを使用していますが，一部の用語統一（パーシャルデンチャー→PD，フルデンチャー→FD等），誤字の修正を行っています．

多くの先生がおっしゃっているように，義歯作製を開始する段階で，患者さんがどの程度の認識を持ち，どの程度の希望を持たれているのかが非常に重要です．また，より良いパーシャルデンチャーを作る上で必要な前処置に，どれだけ患者さんの協力を得ることができるのかも，結果を左右する大きなカギであることは間違いありません．ただし，すべて協力していただけない場合もあるので，得られた協力の範囲内で患者さんを納得させるだけの技術を持っていることが求められます．

それらを踏まえた上で，患者さんとの信頼関係を築きつつ，村岡先生のいわれるところの“カリスマ性”を持つ歯科医師になることが究極の目標かも知れません．

村岡先生のいわれるカリスマ性とは

歯科の仕事は職人的な面があり，「腕がよければ患者はわかってくれる」というような感覚を持ちやすく，患者に丁寧に説明するのをおっくうがったりするのだが，患者とうまくコミュニケーションを持つことの訓練は絶対に必要である．

しかしそれは，患者に馬鹿丁寧な言葉遣いをするようなものではないと思う．なぜならば，歯科医にある程度のカリスマ性が要求されるからである．歯周疾患治療において，「いいんですよ，磨きたくなければ無理に磨かなくたって，あなたの好きなようで結構ですから……」といっていたのでは治療にならないだろう．そこには，相手の性格を見抜きながら，それに合わせて相手の生活習慣を変えていく指導性が必要なのである．

総義歯臨床も同じである．わがまま患者のいいなりになるのではなく，毅然さと狡猾さと技術で，義歯をうまく扱えるように，入れていられるようにする．それにはカリスマ性が必要である．

（村岡秀明：保険の総義歯をどう作るか　クリニカル・テクニック・シリーズ1．49，日本歯科評論社（現・ヒョーロン），東京，1996）

表1

⑥-2　上記のような場合の自分なりの「落しどころ」は？

＜A会場＞

・咬合平面を揃える.
・（レスト座の設定，鉤歯調整は）ワイヤークラスプが通る十分な幅と深さの溝を作ること.
・（前処置は）最低限やらないと作れないという.
・咬合平面.
・残存歯のP状態を考慮，Kenedy分類から維持を付けるか，と歯牙の形を維持付与として，を考えるが.
・P状態の悪い方は㊍にはPDでも粘膜負担性のデンチャーを作製.
・ガイドプレーンを付ける，レスト座の設定.
・多少違和感があっても，噛める義歯を作ること.
・限られた時間内は自分の精一杯のこだわり，がんばりをみせる（時間がきたらおしまい）.
・なるべく対合歯は触らない.
・なるべく患者の希望に添う（片側で作りたいなど）.
・咬合高径.
・レスト座は必ず付ける.
・ガイドプレーンで義歯の着脱方向を制限すること.
・患者さんがとりあえず使用していただければよいかな.
・患者が協力しないことはやらない.
・咬合平面を重要視する.
・咬合高径の設定.
・極端なアンダーカットがないようにする.
・義歯の安定にかかわる前処置として必要なものは説明，理解を得る.
・保険の場合，患者さんが嫌がることは避けることが多い．ただし「よく噛めない場合もありますよ」とはいっておく.
・レストシートは鉤歯になる天然歯，補綴物の状態によりできないこともあるが，ガイドプレーンはしっかり付けて着脱，把持効果を出し，支持は床，またはレストをむりやり作り，対咬歯の調整などでできる範囲で行う.
・患者のモチベーションによって患者が嫌といったなら説明の上しない.
・咬合平面を揃えるため，Tekを利用してもらう．平面を揃えることによって咬合が安定したり，人工歯の排列がしやすくなることを感じてもらうようにしている.
・レスト座.
・床を可及的に大きくして，単位面積当たりの床の負担を軽減させる.

＜B会場＞

・レスト座の設定は必ず行うようにしています．間接維持も反対側へ求め，義歯の安定を目標に作製しています.
・ケースバイケースではありますが，平面を左右対称にし，できるだけバイトでの均等な咬合を付与するように心がけています.
・義歯の沈み込みを避けるためにレストに気をつける.
・レスト座は形成するようにしています．あとは説明で納得してもらうしかないと思います.
・レストによる支持を備えることで義歯を安定させること.
・補綴物の再製やレストを形成はする．抜髄などをできない場合はそのまま作る.
・鉤歯の前処置（補綴処置も含め）ができなくても，義歯を入れるための（スペース）咬合平面は必要で譲れないため，対合歯の処置は行います.
・遊離端症例の際，反対側への維持を求めること（保険の場合，審美性や異物感の減少を求めることは難しいと説明します）.
・患者さんが求める審美性と噛めるようにすること.
・レスト座の設定は譲れない.
・前頭面における左右の咬合平面を揃える．前頭面の咬合平面を見るとき，患者さんを座位にして真正面から必ず見る．左右瞳孔線と咬合平面決定板が平行になるようにする.
・高径は低くならないようにしている.
・咬合平面，抜髄，対合調整等は詳細に説明し必ず行う．不適合冠は希望がなければあまり手を付けない．協力が得られにくいPtはリベース，修理で対応する．
・できるだけ患者さんの希望に添えるようなPDを作りたいと思っています．そのための説明はしているつもりです．保険の義歯を希望しているが，保険給付内で「できるもの」と「できないもの」との説明と理解を心がけています．それでも無理な場合は自費の義歯を勧めます．

<C会場>

・レストシートはなるべく形成．
・咬合平面はできるだけ揃える．
・深めのレスト座の形成．
・欠損部の大きさ（歯数）により考えます．将来的にすぐ他に抜歯するような口腔内であれば目をつぶることも．最終形態（FDに近い）ケースでは平面を揃えることを最重要視します．
・必ず自らサベイングを行うこと．機能優先．
・挺出しているときは患者さんに説明し，抜髄し，補綴処置を行う．
・ガイドプレーンを重視し，リジッドに近づける．
・義歯の厚みを確保するために咬合調整や補綴物の新製，抜髄までします．FCKにはレストを作りますが，天然歯はあまり削りません．
・咬合平面は妥協してもレスト座は譲れないことかも知れません．
・レスト．
・クラスプの数．
・残存歯が１～２本の場合，HRやFCKのセットと同時にPDをセットするようにしている．
・上顎の咬合平面だけは極力平らにする．

<D会場>

・とにかく後々のための勉強だと考え，自分なりにやっております．
・患者さんがダメといわない限りなるべく残存歯等を調整する（対合歯も）．
・ガイドプレーン，咬合平面．
・天然歯はできるだけ削らず，抜髄しない（レストシート，ガイドプレーン以外）．
・咬合平面は妥協しても技工士さんが作れないものは困る．

<E会場>

・思いついたらやってみる，妥協せず．
・鉤歯をきれいにしてから，最後にPDを作る．
・支持を第一に考え，その次に把持，最後に維持．レストは必ず付ける．
・最善の方法を説明するが，協力を得られないときは，患者さんが納得をしたかどうかで自分を納得させる．
・咬合平面に関しては，患者さんに「揃えたほうがbestである」ことを一応説明してから，どうするか選択してもらいます．
・天然歯であろうと，レストシートを付与しなければ義歯が沈下してしまうため，レストシートは必ず付与するようにしています．
・咬合平面などの歯の問題は妥協しても，床の大きさは説明し納得していただく．
・違和感があるとすぐ使わなくなっている気がする（舌感等）．
・非抜歯は妥協しても残存歯のP管理は譲れない．
・咬合高径が低く，身体症状があるときは，咬合挙上をする．
・b（ガイドプレーン）は妥協する．
・レスト座の設定．
・レスト（座）などの支持装置は確実に作る．
・沈下防止を常に考えているので，レスト座は付けるようにしている．
・特になし．
・①レスト座は必ず設定する．②削合させていただければ，できるだけ咬合平面を揃える．
・保険義歯とはなっても，咬合平面の整備はさせていただく．
・鉤歯や対合歯の治療を本人が希望しない場合，予後が悪そうなので，そもそも義歯を作りません．

<F会場>

・レストは必須．
・義歯の装着上，どうしても支障になってしまう部分のみの削合等にとどめる．

・咬合治療をしていたので，咬合の大切さは身にしみているので譲れないです．全身のさまざまな所に影響しますので．歯だけではなくて体のため．
・レストの重要性．
・左右のバランスがよく，前歯部で当てない．
・歯肉の状態．
・床が小さくなり過ぎても義歯の動きを極力少なくする．
・レストシートはなるべく付与しています．咬合平面の改善は絶対的に行っています．
・対合の状態が悪い場合は，極力上下で治療を進めます．

<G会場>

・本人に話して，協力が得られなければ，今の状態で作る．完成後にはできる範囲でのみ調整する．
・特になし．
・できるだけFCK等に鉤歯設計する．MBにレスト形成しにくいです・・・．
・少しあそびがあったほうが良いのでは．
・挺出歯の場合，患者さんに一応説明，比較的簡単に了解が得られれば，抜髄，歯冠の短縮もしますが，説得まではしない．
・遊離端義歯のレストは必ずほしい．
・残根があればレストはいらないが，ガイドプレーンは冷水痛が出ない範囲で無麻酔で削合．
・レスト座の確保は説得してでも行わせてもらうが，話をしても理解が得られなければきっぱりあきらめる．割り切って作製する．
・咬合平面は妥協してもレスト座はしっかり付ける．ガイドプレーンは染谷先生のようにコンビネーションで考えることがある．
・デンチャースペースがどうしても確保できない場合を除いては，デンチャー作製は可能と考えています．レスト座は必要であれば説明して極力作りますが，同意を得られなければなくして作ります．

<H会場>

・咬合の付与を確実に．
・レスト座は設定する．あとは協力次第．
・できるだけレスト設定．
・まだキャリアが浅いため，症例も少なく，落としどころははっきりしませんが，保険内で行えるところは説明の上行います．
・できれば単冠を連結冠にして鉤歯への負担を分散させる．
・咬合平面は可能な限り揃える．挺出したり，デンチャースペースを得られない場合は必ず行う．
・義歯の沈下を防ぐクラスプやレストを設定する．
・対合歯の削合，補綴物の再製はよくても，どう考えてもどうやっても抜髄しないと厳しい症例以外は極力歯髄保存に努めています．
・入れ歯を入れるのには必要であると説明．
・咬合平面は揃える．
・抜髄まではしない．
・臼歯部のレスト座．遊離端の場合はなるべく反対側にも維持を求める．他は患者さんと相談．
・鉤歯になる歯はきちんとレストとガイドプレーンを付ける．対合歯は妥協することもある．
・咬合平面設定優先で残存歯にレジンを足す．またはPDをオーバーデンチャーにする．
・患者様に口腔内全体でのバランスを説明して対合歯も含めて治療するようにしています．
・辺縁の長さ（パーシャルの場合）は多少妥協しても咬合平面はなるべく頑張ってもらう．
・抜髄（カリエス以外の理由による）は避ける．そのために咬合平面が少し理想的でなくても．
・レスト座は必ず設定する．
・平面は妥協しても，Pが強過ぎたり，デンチャースペースがない，などは譲りたくないです．
・咬合平面は妥協．レスト座の設定はクリアランスがなければ必ず形成する（クリアランスがあれば削らない）．
・印象（2回法）は譲れない．
・レスト座は必ず付与している．咬合平面は状況に応じて触っていない場合もある．

<I会場>

・対合が挺出している場合，それか失活歯であれば補綴物を再製するように勧めている.
・Pt.によりさまざま.
・咬合平面をできるだけ揃える.
・咬合平面は妥協してもレスト座の設定は譲れない.
・必ず噛める義歯にする強い意志を持って診療する.
・なるべく抜髄しない.
・咬合平面を揃えるため，失活歯であればできるだけ不良な補綴物は再製するように勧める．レスト座は必ず設定する.
・天然歯はなるべく扱わない.
・補綴物のやり直しは妥協してもレスト座の確保は譲れない.
・便宜抜髄はしないこと.
・咬合平面は必ず.
・平面を揃えることにはできるだけ協力していただく.
・レスト座の設定.
・レスト座.
・定期的なリベース.
・補綴物の再製は妥協する.
・支持できる歯，できない歯の予後を判断し，近い将来FDのほうが咬合支持がよいとすると，PDからFDへの以降が簡単なように補綴物や義歯を設計する．保険でコーヌス様（内冠タイプ）にもっていく.
・体は妥協しても心は譲れないので，あまり考えずいってしまう．もしくはやっちゃってしまう.
・辺縁隆線を移行的にする.
・咬合平面は妥協.
・着脱方向を考える．レスト座をしっかり付与する.
・Pt.の希望を最優先しています.
・挺出歯や転位歯で他の歯列から極端に咬頭の一部が突出しているときは，ぎりぎりまで削合する．もしくは抜髄，EXT等.
・咬合平面をできるだけ揃える，レスト座の設定は可能な限り.
・特になし．患者さんがやらせてくれる範囲内で.

<J会場>

・レスト座は譲れない.
・患者さんの要望により変わると思いますが，歯牙挺出している量が多ければ，人工的に咬合平面を整えるよう説明します.
・咬合平面は譲れない.
・天然歯の切削・冠の再製など，患者さんの納得できる範囲内.
・妥協はあまりしたことがない.
・デンチャースペースがない場合は別として，咬合平面を整える場合，補綴物の再製が必要なら十分に時間をとって，その必要性を説明して同意を得ることをしています．自費で作製したもの，保険で作製したものにかかわらず，今までに拒否されたことはありません．ただし，生活歯であった場合は，抜髄しないですむ範囲で切削するようにしています．デンチャースペースがない場合は，やむを得ず抜髄するケースもあります
・レスト座の設定だけは大体行う.
・説明した上で患者さんの選択に任せます．納得されなければ絶対装着されませんから．もし納得されなければ作りません.
・レストと対合歯は必ず咬合させるようにする．以前はPDのために補綴を行っていましたが，最近はやめました．義歯の横揺れがなるべくないように努める.

表2

⑥-2　患者さんにパーシャルデンチャーを受け入れていただくために，自分なりに工夫していると思う点があれば教えてください.

＜A会場＞

・よっぽど気持ち悪かったり，痛がったりでない限り,「慣れる努力」もして下さいと伝える．その上で，自分のできる限りのことをしてあげて快適に使えるように，こちらも最大限の努力をする.

・まずは床を小さめにして，徐々にFDにするために床を大きくしていく.

・クラスプは口腔内で即時重合レジンでとめる.

・歯牙負担でも把持はなくし，最小限の維持，支持のみにする.

・粘膜負担性にする.

・審美回復，舌感etcの違和感を最大限取り除き，笑える口元にする.

・Tコンデは行わず，迷ったらクラリベースにより口腔内でリライニングを行う.

・クラスプの数をできるだけ減らす，可能なら前歯部には付けない.

・なるべく違和感のないようにコンパクト＆薄くする.

・前歯部はあまりメタルが見えないように.

・強制しないこと.

・1回で決めようとしないこと．半年たてば保険の義歯は新しく作れます．なるべく小さなPDを作って鉤歯がだめになれば追補していくことにしています．まず患者さんに使ってもらえる義歯を作る.

・なるだけ患者さんとコミュニケーションをとりながら妥協点をみつけていく.

・欠損状態の咬み合わせの悪さから顔貌の変化や姿勢の悪化につながることを写真等で説明している（セット時にオーリングテストで差を体験していただくことも）.

・リベース.

・デンチャーの沈下による痛みを訴える患者が多いので，可能な限りフックを用いています．外科的なダメージを避けられることをアピールします.

・その人の好みに合わせて作る（クラスプ　きつめゆるめ，大きさ小さめ等　片欠の時　片側処理）.

・PDを入れない＝欠損の放置のリスクの説明.

・ブリッジの欠点をお伝えします.

・クラスプの位置や見え方（審美）を模型で説明.

・ひたすら説明（説得？）.

・できる範囲で小さめなものから慣れてもらう.

・義歯装着が初めての患者さんには十分に説明する．最初は合わない，何回も調整が必要で徐々に合っていくという.

・維持がクラスプでとれれば，可及的に床縁を短かく（特に下顎）している.

・クラスプに頼らず，義歯のゆれがないようにする．できるだけ小さく.

・患者さんにPDになって何が一番嫌か聞く．例えばクラスプが見えるのが嫌ならできるだけ後方歯に，気持ち悪いのが嫌ならできるだけ小さくなるような設計をするなど.

・残存歯に負担をかけない.

・メタルをできるだけ多く使用するように工夫する.

・多数歯欠損ではFDの印象に近づけて採る.

・床の厚み，クラスプ，バーなどの辺縁の段差を少なくする.

＜B会場＞

・何回も説明し納得いくまで調整を行っています．場合によってはレストを多くし床縁をできる限り小さくして，まずは義歯に慣れていただいたりもします.

・失ってしまった部分よりも残存歯を守るために欠損部分をPDで補うことの大切さを説明するようにしている．今だけでなく将来を考えての治療だということを理解してもらえるように努力している.

・上顎口蓋部はできるだけ覆わない.

・装着後の調整を数回行う．咬合をなるべく変えないようにする（急激に上げない）.

・補強線は義歯に包括され保険点数がなくなりましたが，補強線および補強目的として屈曲バーを積極的に入れています．またクラスプの脚を伸ばして補強にしている.

・特に初めての義歯の場合，十分に設計，形態を説明しますが，過度の期待を持たせないようにします(何でも噛めるなど).
・必ずレストはクラスプに付ける．骨隆起のある患者様の義歯はあまりバーを使わない.
・できるだけ詳しく説明する.
・常に後戻りできる治療から勧めている（PD→インプラントへ).
・違和感，装着感を良くするために可能な限りではあるが，片側義歯ならば反対側へ維持を求めない.
・Ｉバーを使用し，審美を考慮する.
・「PDを入れておかないと良く噛めないので脳に血液（流）がいかないので早くぼけてしまいますよ」と言っている.
・インプラントの紹介もするが，手術，時間，価格の話などをすると，ほぼ，PDを受け入れてくれる．最近はノンクラスプデンチャーもよく出る.
・口腔内の状態が悪い患者さんについては，保険の治療を勧めます．自費の高額な，例えばインプラントのような治療を希望されている患者さんには，その審美的な利点よりもリスクの大きさを説明するように心がけています．その場合は保険のデンチャーを勧めています.

＜C会場＞

・旧義歯のときより５歳若く見えるように.
・咬合時のガタつきを極力少なくするため，バー，レストのみではなく，臼歯部の床形態での維持も考慮に入れています.
・①最初は大きい異物が入るので調整には何回かかかるといっておく．②模型を見せてこれだけの大きさのものが入るが調整して少し小さくなるといっておく．③自費の勧め.
・舌房が狭くならないようにしています．骨隆起があるときは必ずドンタースの空隙にバーを入れたい．臼歯舌側の床の形は凹の形態をとるようにしています．人工歯も必要があれば頬舌幅の狭い人工歯を使用しています.
・①舌感がいいように下顎の大臼歯部の舌側の床はできるだけ薄く移行的に作る．②味覚が少しでも残るように上顎前歯部舌側は床で覆わない.
・こうしてほしいという点をしつこく聞いてできるだけ要望に応える.
・無理強いはしない．使わないでも食べられるけど，食べるためだけでなく，これ以上歯を失くさないために作るんですよ，とやさしく笑顔で説明してます.
・クラスプはできるだけ審美性を損なわれないように設計する.
・高齢者や指先に力が入らないときは線鉤も使用する.
・床は可能な限り総義歯に準ずる型とする（特に遊離端の場合).
・パーシャルの大きさにもよりますが，作っても義歯をしない患者さんは一方的に患者さんの希望を聞いています．対合歯の挺出などの話をします．残存歯の寿命も短くなるという説明を重視しています.
・最初から苦手だと思わないこと.
・できるだけ義歯を単純な形にする（ブリッジでできるところはなるべくブリッジにしてから義歯Impする).
・場合により犬歯Iバーを使用したり，補強線を入れること.
・義歯の必要性と調整.
・必ず各個トレーを製作して印象している.

＜D会場＞

・床の安定を図る.
・事前の説明と話し合い. (モデル等を使って)
・とにかく義歯の安定．レジン床でエステショットのようになるべくクラスプの維持を求めない.
・アンダーカットの調整.
・極力お使いの義歯を参考にして作っていきますと説明します.
・できるだけ１回で調整がすむように.
・FDよりできるだけ床を小さく.
・動かない義歯です.

＜E会場＞

・ステップ等を入れて異物感を減らす.
・なるべく違和感のないようにする.

・難しそうなクラスプはできるだけ自分で曲げて，それを使ってくれと技工所へ出す．
・なるべくリジットな設計を心がけている（保険ではなかなか難しいですが・・・）．
・術前に違和感，今の状態を説明し納得していただく．
・今のところ特にありません．
・できるだけバー等を利用して違和感ないようにしている（特に舌側）．
・床の外形が大きくならないよう，不利は承知の上で極力，片側性義歯で処理する（異物感の問題）．審美性からノンクラスプデンチャーを使う．
・設計．
・入れ歯を入れる前にするべきことがある場合には，それを納得してもらう．
・特になし．
・特に片側遊離端のときは，とりあえず入れてもらうようにしている．
・欠損部が（1本義歯など）少なければ，床は小さくする．
・説明（入れなければいけない理由，義歯がそもそも必要な訳，など）．
・特に初めて義歯を使う方については，食事以外の時間から装着し，慣れてもらう．
・PDを装着する場合，㊦を採得して，患者さん自身に口腔内の状態を理解してもらう．
・（本当はインプラント，金属床にしていきたいが）できるだけその義歯を入れる必要性を歯医者の正義からではなく，患者さんの立場から，説明していくようにしている・・・!?
・本人が必要としてないなら，治療に協力的でないなら，あとでクレームつけられても嫌なので，そもそも義歯を作りません．
・特になし．

＜F会場＞

・なるべくまめに来てもらうように良く説明する．
・装着時はゆるめ．
・欠損部放置のリスクを説明し，早期にデンチャーになれてもらえるようにする（特に将来的に義歯が大きくなってゆく可能性が高い患者）．
・鉤歯に対するケア．
・あまり無理させないようにする．
・残存歯が移動するのを防ぐため，残存歯の負担を減らすため，しゃべりやすさ，食べやすさ．
・ブリッジとPDの利点，欠点を説明して納得してもらってから，どちらにするか選択してもらう．
・下顎のバーの設定はドンタースの空隙にバーを入れるように設定しています．
・インプラントと違い作り直しがきく，リスクが少ないと説明することが多いです．

＜G会場＞

・㊦をみせて，図を描く．ブリッジ，インプラントより安い（保険なので）し，難しいけれど，作り直すこともできると話している．
・バーはできるだけ細くする．
・床の概形をできるだけ小さくする．不必要にレジン床の厚みを厚くしない．クラスプを目立たないように線鉤やＩバーを使用．
・着脱が楽で，食べるとき外れにくいよう．
・外しやすいPD（高齢者）．
・前歯はコンビネーションクラスプ．
・外形を小さく，床厚を薄くする．調節回数を多く来院してもらう．
・できる限り患者さんの要望を聞いた形にする（PDに限り）．例えば片側中間欠損時，片側処理のデンチャーにするなど．
・臼歯部欠損の場合が多いので，義歯を使用しないことによる予測できること（前歯も咬合力がかかって抜けるなど）を説明してPDを使用してもらうように説得する．
・残存歯が少ないときにはレストを付けない．欲しい印象材　パーシャルデンチャー専用のシリコーン印象材（以前はジーシーのシュールフレックスを使っていたが，今はないので・・・）．
・多数歯欠損の場合は個人トレーを作って極力床縁の長さを確保して総義歯と同様の考え方で作ること．逆に少数歯欠損の場合はレストと歯牙負担の割合を大きくして極力小さな義歯設定にすることが違和感の少ない義歯につながると考えています．
・PDは鉤で維持させるので床を薄く面積を小さめに作っています．
・PDの良さを強調して作製する（ブリッジやインプラントにはない良さを話す）．動揺歯があって（他に）将来的に増歯が必要と思われる症例には，その歯が抜けてもすぐ審美的に回復できると話して，受け入れてもらえるような努力をしてみたことはあります．
・口蓋部のバー⇒前歯部へバーを付けて抜いてあげる．
・安定性を向上させるため精度の良いメタルフレームを使用する．コバルトフレームで薄いメジャーコネクターとする．初めて装着する人には地ならしが必要として，装着時から粘膜調整剤でコンディショニング後使用していることを確認して裏層する．

<H会場>

・特になし．
・事前の説明．
・初診のときに患者さんの訴え（ぐち←それに至ったいきさつ）を十二分に聞いてから共感して，その原因と解決法を説明して，できる限り初診のときに訴えの部分を調整して解決するようにして患者さんの気持ちを受け入れてから私の意見を受け入れてもらうようにしています．
・可能な限り完成前に煮つめて作る．TFをしっかり行い，旧義歯のよくない点をしっかりみる．
・審美優先の患者さんと特に要求のない患者さんでは設計を変える．
・大きく採って薄く作る．
・舌側をできるだけ薄く．
・少数残存の場合はレストを付けずに線鉤にして粘膜負担のようにし，残存歯を咬合させない．
・対合に当てない．
・舌感をよくする．特に舌側の研磨には注意．出し入れの指導は，毎日チェックしている（自分でやってもらって確認している）．
・レジン部分を薄くする or 金属で使ってもらう．
・残存歯のところで嚙むと思うので，その嚙み方にさしさわりないような違和感少なく使える義歯にする．
・支台歯の形態を改善（クラスプがハチマキにならないため）．
・小さく作っている．違和感を少く．
・事前にしっかりと説明して，ハードルをできるだけ下げておく．
・前歯部のワイヤークラスプ使用．良好な適合を目指すこと．後方臼歯は強く当て過ぎない．
・咬合調整をしっかり行い，違和感を与えない．
・咬合調整の際，残存歯よりバイトを低くし，最後方レジン歯にバイトさせない．
・シンプルな設計．
・一旦は片側遊離端欠損でも，両側（左右）にクラスプを付けるよう説明をする．図や模型を見せて．クラスプが両側にまたがるのが嫌な人は，片側のみで処理できる義歯設計を勧めている．

<I会場>

・前歯部はできるだけクラスプが目立たないような設計にする．
・不都合があればいつでも受診してもらう（少し待ってもらうが）ようにしている．普通に食事して，会話して，を無意識にできることが当たり前になってもらいたい．痛かったら外してすぐ受診してもらう．
・まず痛みをとる．辺縁を伸ばす．痛かったらすぐ来てください・TELくださいと伝えておく．
・①PDの見本を見てもらう．説明．②欠損部がそのままになっていることによって起きていると考えられる問題点があれば，それについて説明．また，そのままにしていてこれから先起こり得ると考えられること説明．
・対合歯の挺出，咬合の変化についての説明を行い．PD装着のモチベーションを上げる．メタルフレームを強固にし，なるべく動かない義歯を作る．
・患者さんの話を聞くようにしている．
・長期予後の説明（欠損状態が長く続くと起こり得ることの説明，挺出，傾斜）．
・入れ歯というと悪いイメージが多いと思いますが，説明として，外して洗えるほど，清潔なことはない．

・事前に何度も説明．慣れるまでは短い時間でもいいから装着してもらう．
・できるだけ小さく作る（遊離端PDの場合，パッドを覆わないetc）．
・鉤歯をなるべくコネクトし，リジットサポートを考える．
・前歯のクラスプ．
・下顎はできるだけ抜かずに根面板にしてでも残す．
・挙上板を作製して新義歯作製のヒントにしている（設計や患者さんの要望に応えるためクラスプレスや金属床になる場合も多い）．咬合の安定が一番ですが，見かけやわずらわしさを訴える方も多い．
・最初はごつく作る．
・舌房を小さくしないように気をつけています．咬合高径が低くなっているときはできれば上げたい．
・できるだけ単純な設計．できるだけ小さく．
・できるだけ動かないリジットな義歯を作る．
・PDについて十分に説明して，トライしようという意見を確認してから印象します．
・セットした後，咬合は良好でも痛みがあり，いろいろしたが，痛みありのときには$\overline{54|45}$の欠損部の舌側床縁を少しペリモールドで伸ばします．痛みがほぼなくなります．
・残存歯の咬合は変えない．咬合挙上はしない．臼歯部咬耗で咬合が下がっても，リライニング，新製で対応する．
・欠損にもよるが，可能なら床よりバーを使う．

＜J会場＞

・保険制度を納得していただくようにしている．
・なるべく模型とパンフレットで説明時間をとっている．
・最近保険点数が削減されてきていて技工代が保険代を上回るケースが出てきました．例えば補強線が良い例ですが，逆ザヤになっても技工代をケチらずにやっているというのが工夫とでもいいましょうか．たかが保険であっても保険が医院の損になるとしても患者さんに理解をいただけない場合があります（『保険ですべてができるはず』『保険でも噛める』と思っている人）そんな場合にも中途半端なものを作って不満を訴えられるよりも少々損をかぶってもいい物を作る努力をしている・・・・という工夫（工夫かな？）．ただ今保険でコピーデンチャーを一生懸命に作っております．今はタダでやっておりますが自分の勉強代と思ってやっております．こんなところも『工夫』でしょうか・・・・
・義歯床は歯肉頬移行部まで，床後縁は臼後三角，上顎結節はしっかりと覆い安定がよく，食物残査が入りにくいように設計しています．
・装着感の不具合を訴える患者さんには，形を変えてもうひとつ作ってみる．
・強いていうなら，自分の納得いかない義歯ができた場合は，患者負担なしで作り変えてあげることもしばしば．
・なるだけ金属床に近い設計を行います．これは院内ラボに高周波鋳造機（松風アルゴンキャスター）があるため，どんな設計でもできます．また，この鋳造機は使用している埋没材，金属との相性がよいため，コバルトであってもボタンはパラと同様に最後まで使い切ることができるので金属ロスがまったくありません．そのため保険点数でもペイできるのかと思います．なお．多数歯欠損や下顎両側性遊離端欠損では必ず咬座印象を行います．圧倒的に後の調整や誤差が少なくなります．しかし，このようなことをやっているので経営者としてはまったく失格です．ただ，院内技工士のチャレンジ精神とプライドに助けられているだけです．
・必要性を納得してもらうことと，誠意を持って調整して使いやすくしていくように心がけています．
・一般的には，少しぐらい学問的な義歯形態を無視してでも，“小さい”“あま目”の義歯を作製する．その義歯での患者の反応を聞いて，患者がさらに快適なものを希望した場合，保険外義歯を説明することもある．
・片側遊離端であっても，なるべく維持を片側に求めて使用感を快適にする．

3 保険のパーシャルデンチャー，私の作り方

（1）総義歯とパーシャルデンチャーの二重印象

私はパーシャルデンチャーを作製する場合は，ほぼアルジネート印象を行っています．少数歯欠損や中間歯欠損などの欠損形態によっては1回で行うこともありますが，多くの場合はアルジネートの二重印象（2回法）です．また，コピーデンチャーを使わないで総義歯を作るときも，アルジネートの二重印象を行います（**図28～図31**）．

アルジネートはシリコーンに比べて安価であるという利点がありますが，義歯床の辺縁を設定する移行部の印象面が分厚くなり過ぎるという欠点があり，二重印象を行うとそれが顕著になります．無歯顎の場合でしたら，二次印象の練和時に水の量を通常の1.5倍くらいにすることで，分厚くなり過ぎることを抑えられます．しかし，パーシャルデンチャーで水の量を増やすと，トリミングした一次印象面と二次印象面の間に段差ができてしまうことがあるので，私は二次印象時の混水比も標準で行うようにしています．確かに辺縁が分厚く採れますが，総義歯に比べれば影響は少ないと思います．精度の面から考えると，シリコーンを使ったほうがより良いのでしょうが，印象採得後から石膏を流すまでの時間が短ければ，アルジネートの精度も悪いわけではないと思います．

■旧義歯がない場合のアルジネート印象

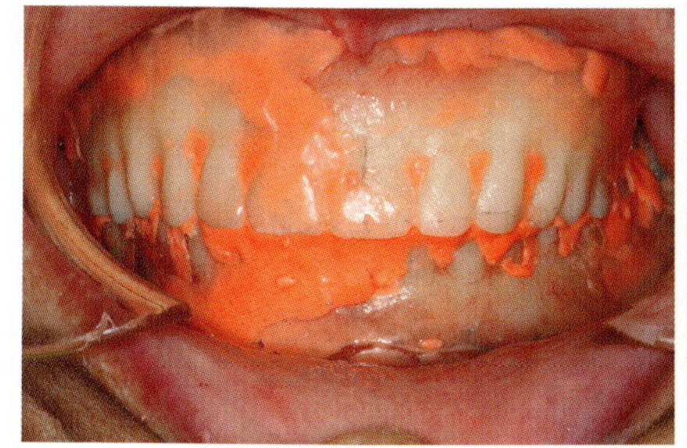
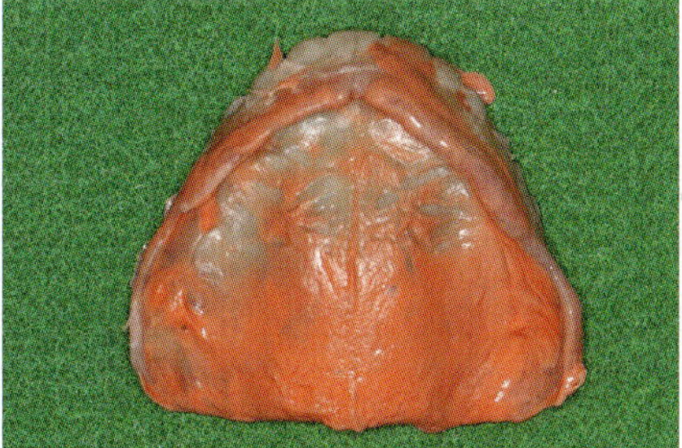
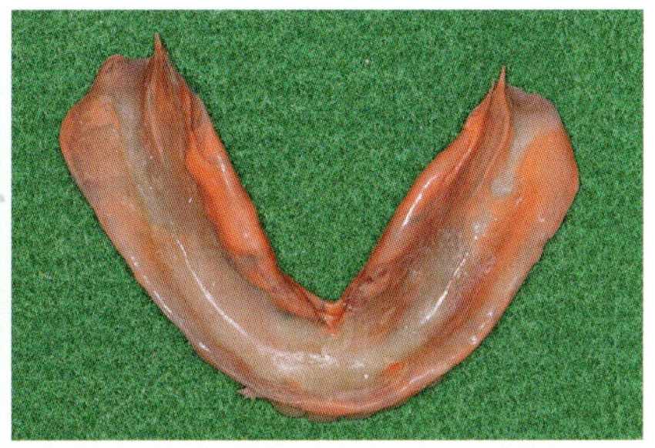

図28－1～3　コピーデンチャーを使えると楽だが…….

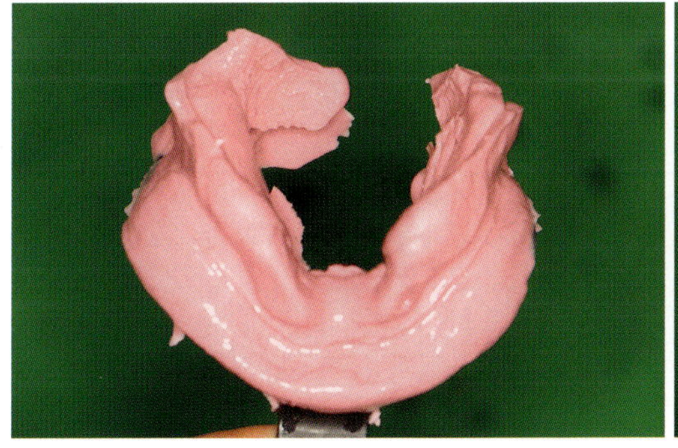
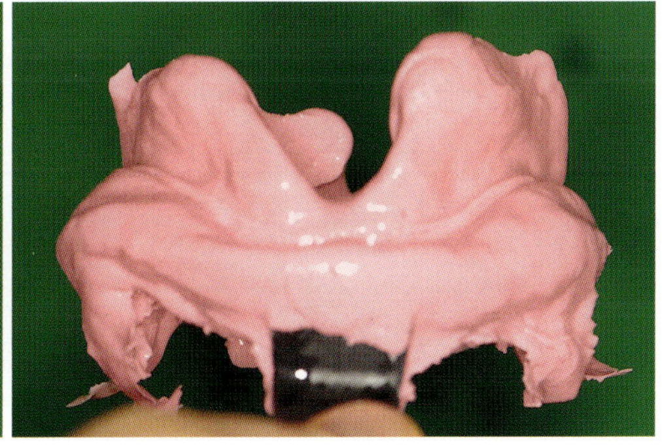

図28－4・5　旧義歯がないこともあるので…….アルジネートだけでも結構採れる!!

■総義歯のアルジネート二重印象

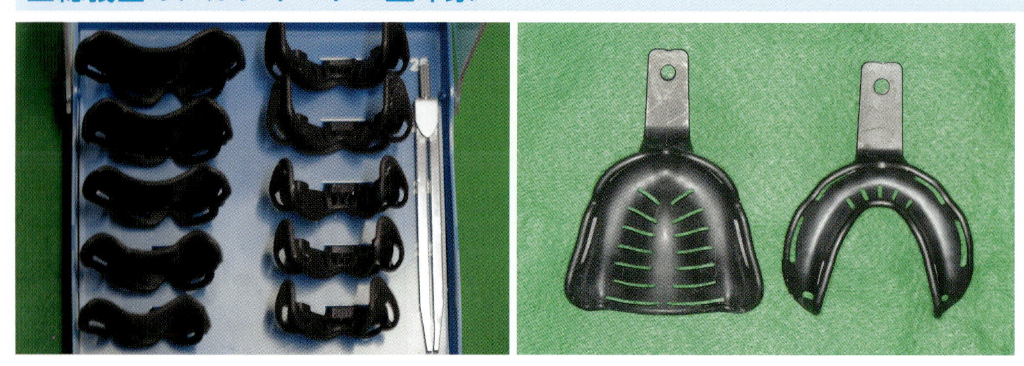

図29－1・2　総義歯の印象には，通常，無歯顎用トレーであるボーダーロックトレー（ヨシダ）を使用する．

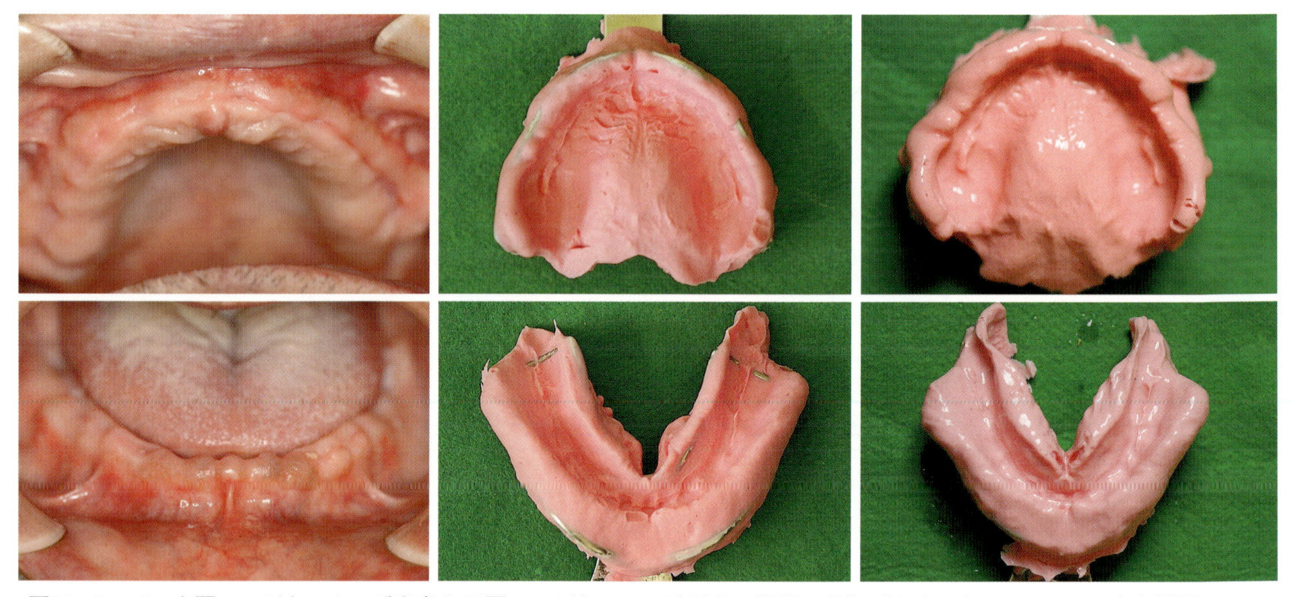

図29－3～8　上顎アルジネート二重印象と下顎アルジネート二重印象．顎堤の吸収があまりなかったため，有歯顎用トレーにて二重印象を行う．

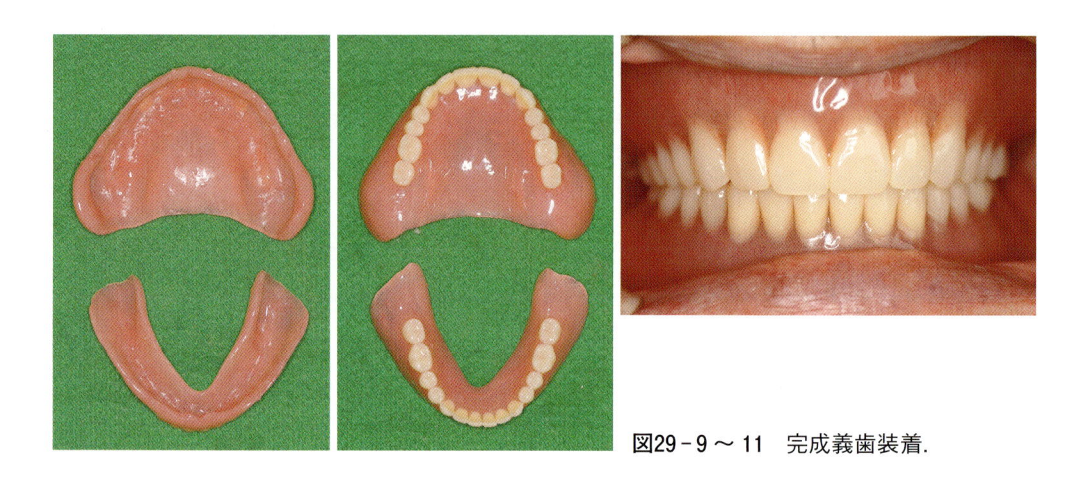

図29－9～11　完成義歯装着．

■アルジネート印象のみで試適時の吸着が不十分な場合

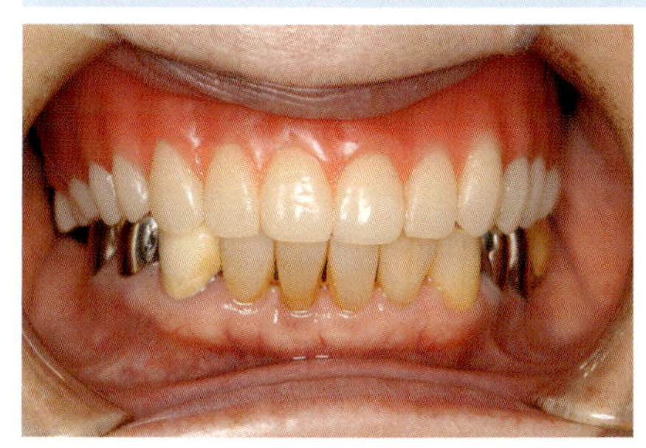

図30－1　アルジネート印象のみで試適時の吸着が不十分な場合は，ためらわずにシリコーン印象を行う．

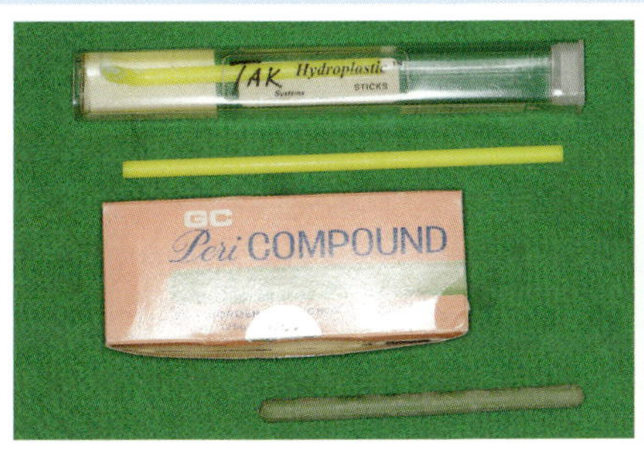

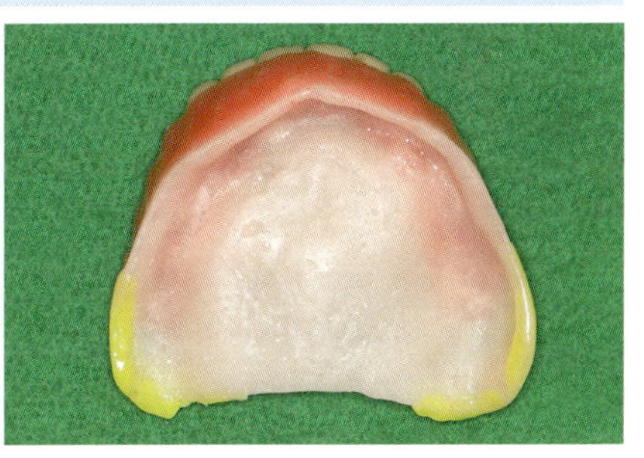

図30－2・3　ハイドロプラスチック（ベルモント）またはペリコンパウンド（ジーシー）で辺縁を修正をする．

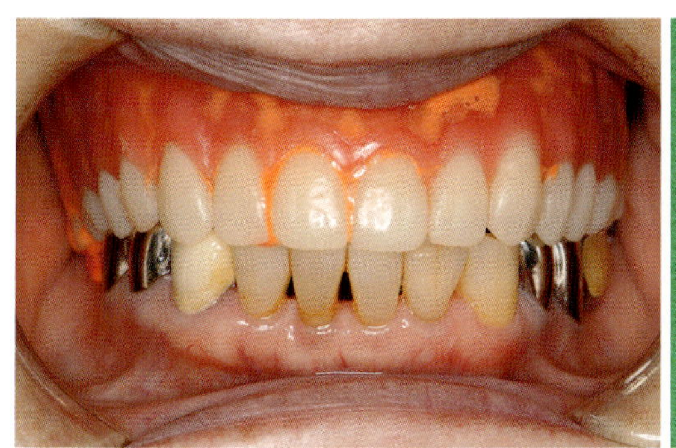

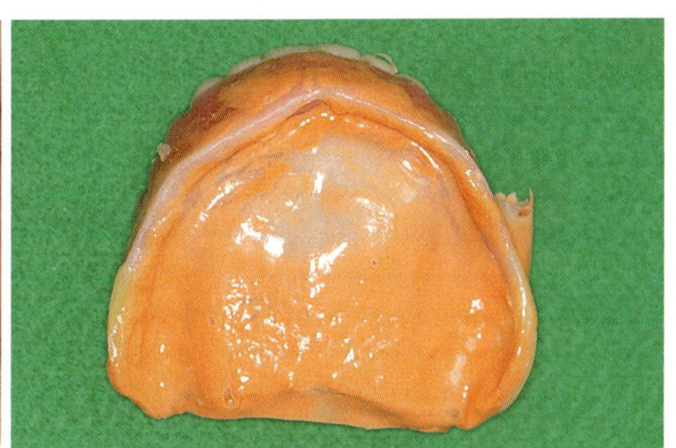

図30－4・5　採得したシリコーン印象．

また，パーシャルデンチャーの場合は一次印象後に残存歯部はトリミングしてしまいますので，最初から欠損部を採る量の印象材しかトレーには盛りません（**図31-4・5**）．ただし，欠損が両側にまたがるときは前歯部に残存歯があっても，舌側歯肉から口腔底への移行部付近に印象材を盛っておきます．一次印象面のサポートがないと二次印象時に舌圧や舌小帯の動きによってアルジネート印象材がうまく流れず，前歯部舌側の印象面が貧弱なものになりがちなためです．

一次印象後のトリミングにはカッターを使用しています（**図31-6～8**）．どこを落としてどこを残すのかはケースによってさまざまですが，義歯の舌側床縁に相当する部分のトリミングは特に注意しておきたいものです．私も慣れないときは，大事なところを落とす失敗を何回かやってしまいました．

一次印象後のトリミングの後は，テクニコールボンド（ジーシー）を塗布します．接着剤を使わず，表面を軽く火であぶって二次印象に移られる先生もいらっしゃるようですが，そんなに高価な材料ではありませんし，一次と二次のアルジネート印象材が剝がれてしまうとフリダシに戻ってしまうので，私は必ず塗布するようにしています．

また患者さんに，例えば上顎義歯作製の場合だったら「義歯を作る側の上を２回，

■パーシャルデンチャーのアルジネート二重印象

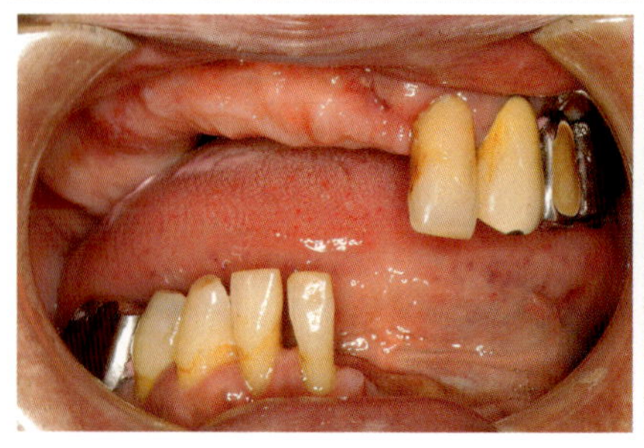
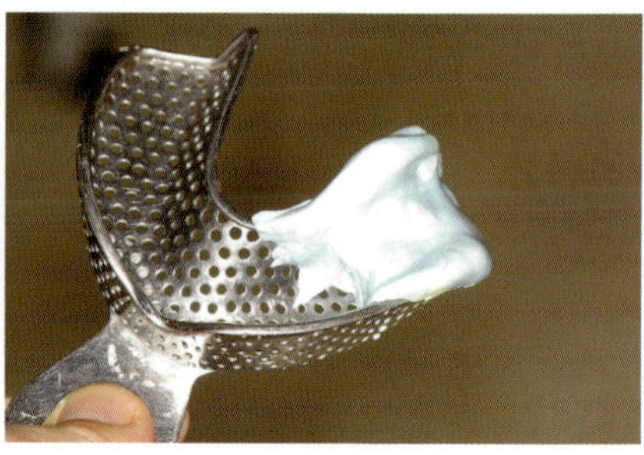
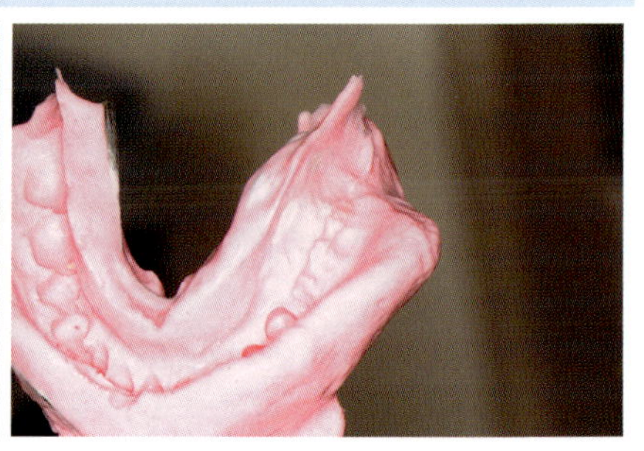

図31－1～3　パーシャルデンチャーの場合，かつてはシリコーンパテで一次印象を採っていたこともあった．

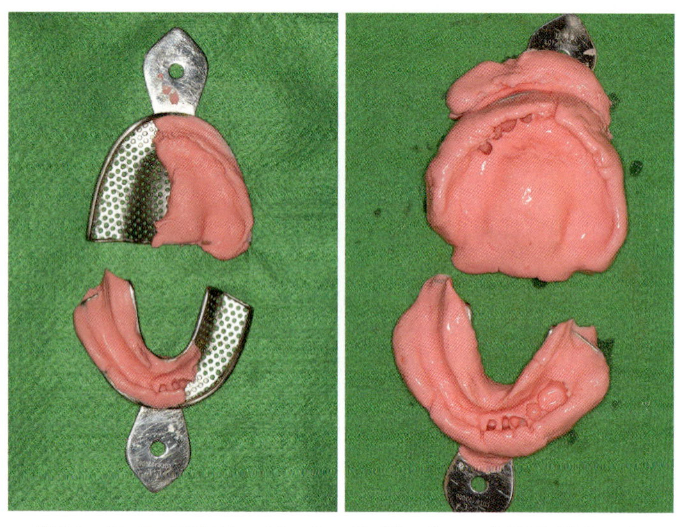

図31－4・5　現在は，パーシャルデンチャーもアルジネート二重印象．

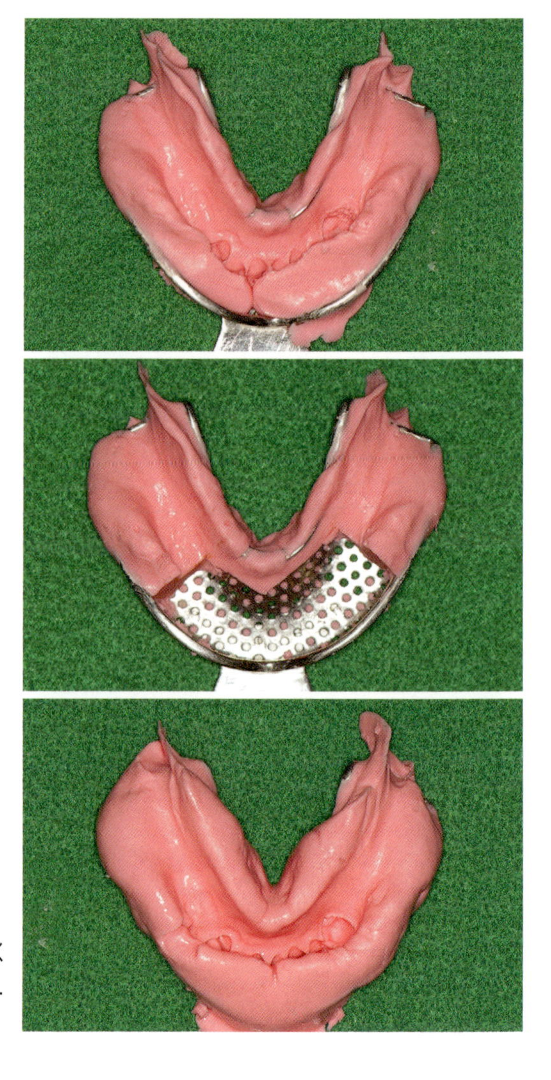

図31－6～8　二次のアルジネート印象材を緩く練り過ぎると，一次印象面との境に段差ができる．

咬み合わせ用の下を１回，型採りしますね」とはじめから２回採ることを話しておくとよいと思います．事前に２回採ると説明しておかないと「１回で型採りできない下手な歯医者」と思われるかも知れません．中には冗談のようですが，何回か型採りすると“型採りの度に負担金が増えていく”と不安に思われている方も，実際にいらっしゃいました．

■咬合採得の工夫

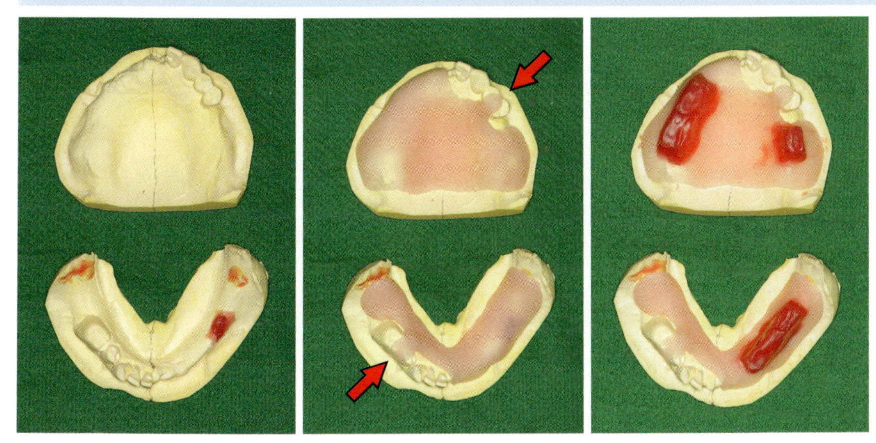

図32－1～3　咬合床にレストを付ける.

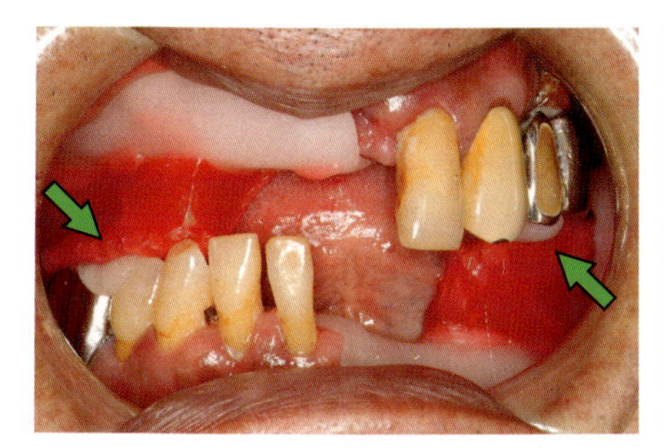

図32－4　両側で咬ませて床の浮き上がりを防ぐ.

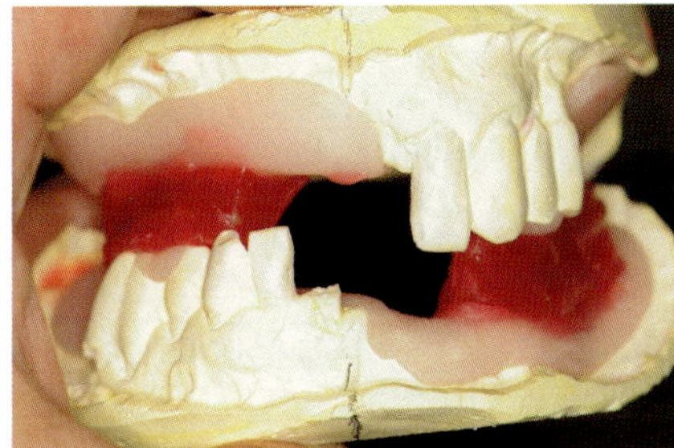

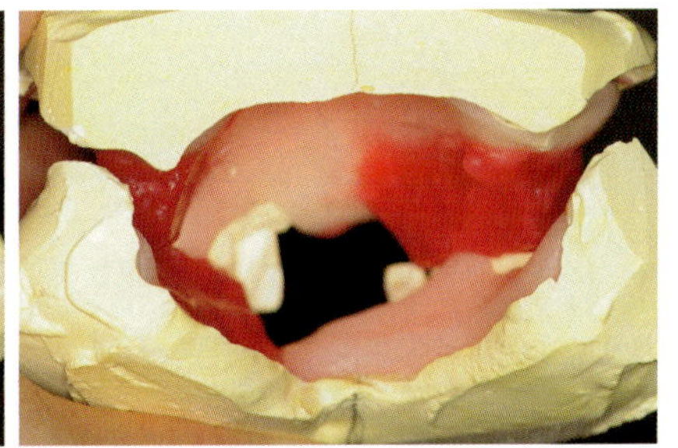

図32－5・6　床の浮き上がりがないかを確認.

（2）咬合採得の工夫

個人的には有床義歯作製において一番重要で，しかも一番難しいのは，咬合採得だと思っています．同じようにお感じになられている先生方も多いと思います．うまく咬合採得をしたつもりでも，出来上がった義歯が重合収縮の誤差では片付けられないくらいに咬合のずれを起こしていることを経験したことは，誰にでもあるのではないでしょうか．パーシャルデンチャーの場合，総義歯と違い残存歯があります．人間はどんなに立派な有床義歯が入っていても，余程痛みがない限り無意識のうちに自分の歯が残っているところで咬もうとします．また，欠損部位を放置していた期間が長ければ長いほど，とんでもないところで咬んでいたりして，信じられないような顎位をとっている症例にもしばしばお目にかかります．

私が咬合採得のときに特に心がけていることが2つあります．ひとつは可能な限り両側臼歯部（主に第二小臼歯，第一大臼歯相当部）で咬ませるようにすることです（**図32-4～6**）．欠損補綴なので両側で咬ませるには咬合床が必要になるケースが出てきます．咬合床を使って咬合採得する場合，知らないうちにいくつかのエラーが起こっていることがあります．ひとつひとつは小さいことかも知れませんが，それらが重なることによって患者さんに受け入れていただけないくらいの誤差，すなわち失敗につ

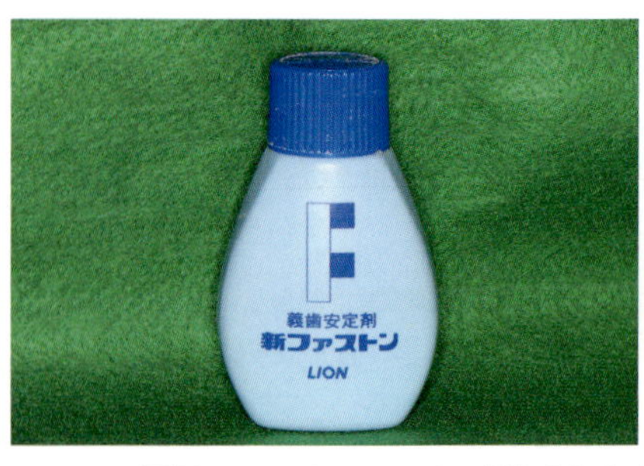

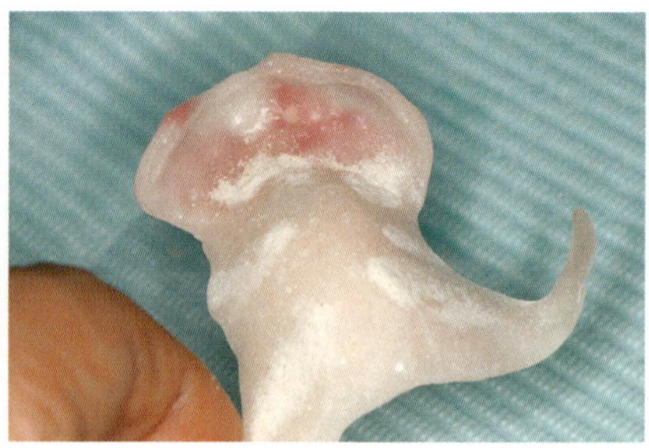

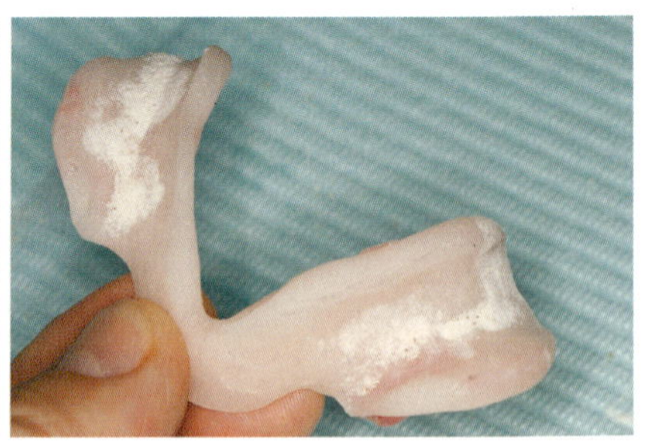

図32－7～9　レストが付けられない場合などは，粉末の義歯安定剤を利用する（新ファストン・ライオン）．

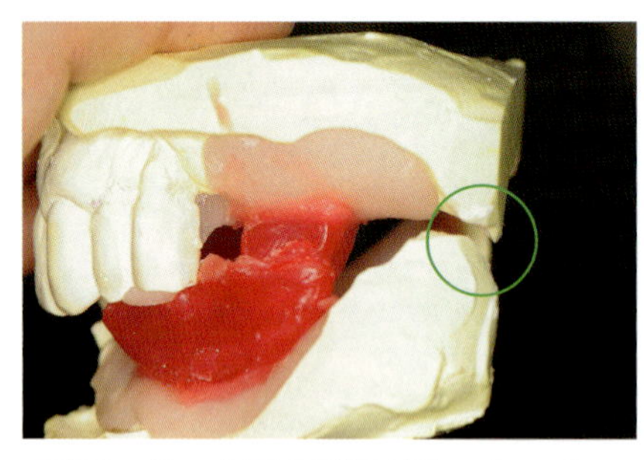

図32－10　上下の模型がぶつかっていないかを確認する．

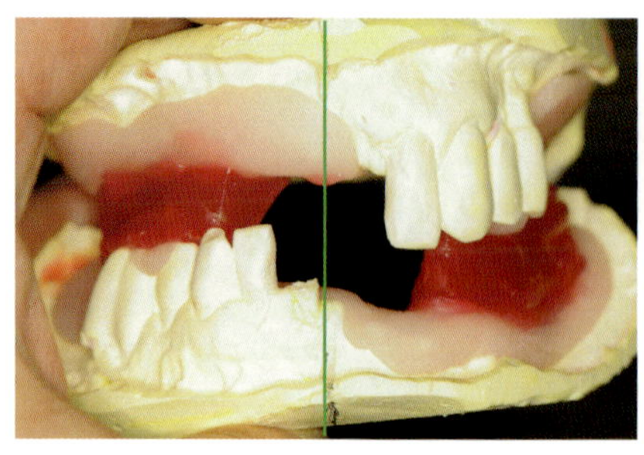

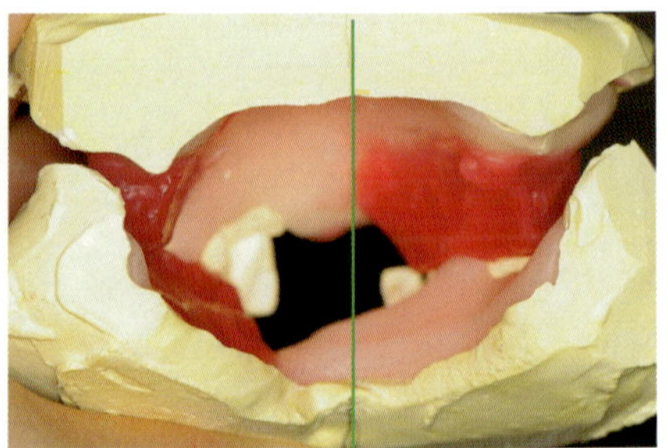

図32－11・12　正中は必ず確認する．

ながることも多々あります．ほとんど当たり前のようなことばかりなのですが，実際の臨床の場ではついつい見落としてしまうこともあるので，復習してみたいと思います．

a　咬合床が咬合した時点で，動いてずれてしまう

咬合床にクラスプを付けることはほとんどないと思いますので，咬合した時点で多少のずれを生じると思います．顎堤の状態によっては，そのずれが大きくなるものもあります．解決策としてファストン（ライオン）などの義歯安定剤を使用する先生も多いと思います（**図32－7～9**）．一度採得した後に咬合採得用のシリコーンで補正の再採得を行うのも効果的でしょう（このときしっかり両側で咬ませる）．ご自分で咬合床を作られる場合は，ノンクラスプデンチャー様の保持鉤やフックを付けると，ずれが少なくなります（**図32－1～3**）．ご自分で作られない場合でも，歯科技工所に指示をしてみるとよいと思います．

b　咬合床の一部が対顎の歯や粘膜に当たって，正しく咬み込んでいない

正しく咬ませたつもりでも咬合床が大き過ぎたり，厚過ぎたりしたために，対顎の歯や粘膜に当たって正しく咬合していない場合があります．解決策としては，咬合採得した咬合床を戻した模型を上下で合わせて，実際に目で確認するのが早いと思います（**図32－10**）．当たっているようでしたら，その部分を削合して再採得をします．

c　咬合床で咬んだときに痛みを感じて，痛くない位置でずらして咬んでしまう

患者さんに咬合床を着けて咬合していただくときに，例えば右側に痛みを感じれば，しっかり咬まなかったり，その部分を避けて左側で咬もうとすると思います．それでは正しい位置での咬合採得ができません．対処法としては，

① 咬合床の粘膜面にバリがあったり，辺縁が長過ぎたりすることもあるので，事前にチェックすること

② 咬合床を口腔内に試適し，咬合させた時点で痛いところがあれば痛みを感じにくくなるまで調節すること

などが挙げられると思います．

*

そのほか，ワックスの軟化が甘い場合もうまくいかない原因のひとつに挙げられます．ひとつひとつは小さいことですが，しっかりと確認をしたいものです．

私が咬合採得のときに特に心がけていることの２つめは，何度咬んでもその位置で咬むか，つまり再現性の問題です．何回か咬んでもらうと，そのうちの何回かがワックスの圧痕の部分に歯が戻らない，違う場所に圧痕が付くということもあります．時間が無限にあるわけではないので，100回も200回もはやれませんが，できるだけ数多く咬んでいただき，一番再現性が高い場所で採得するように心がけています．

当然ユニットを起こしてやるわけですが，緊張感の強い患者さんもいらっしゃいますので，リラックスしてもらうために採得前に軽く肩を揉んであげたりすることもあります．私自身，今まで肩を揉んだことで「セクハラ」といわれたことはありませんし，むしろ喜ばれたこともあります．しかし，患者さんの年齢や地域（都市部など）によっては注意が必要かも知れません．

咬合採得後，上下模型を合わせて見たときに，予め引いていた上下の正中線が著しくずれていた場合は，再び採得をやり直すようにしています（**図32-11・12**）．

(3) 対合歯，隣在歯を触らずに行う（やるかどうかの判断基準）

歯の欠損が起これば，その都度，欠損部位に補綴が行われていくに越したことはありません．しかし，実際にはそのまま放置することによって，対合歯や隣在歯に挺出や傾斜が見られることも少なくありません．その中には，「いったん有床義歯を作ったが，ついつい使わなくなってしまい時間が経過してしまった」という場合もあるでしょう．より機能する有床義歯を作ろうとすると，どうしも対合歯や隣在歯を触らないといけない場合も出てきます．わずかな咬合調整や削合でよいものから，抜髄や補綴物の再製，場合によっては抜歯が必要になるものもあります（**図33**）．それらを行うためには，患者さんに処置の必要性を納得してもらわなければなりません．

模型や症例写真を使って説明すると，よりわかりやすいと思います．しかし，説明を理解していただき，全面的に協力が得られる場合ばかりとは限りません．特に対顎の歯や補綴物を整えることの重要性を理解していただくのに苦労することが多いと思

■抜歯・抜髄を行った症例

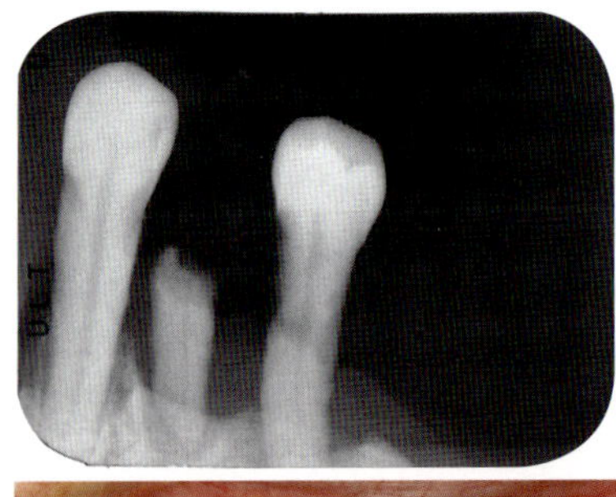

図33－1～4　⌈45はP_3で抜歯．⌈3は挺出のため抜髄してレジン前装金属冠を装着した．

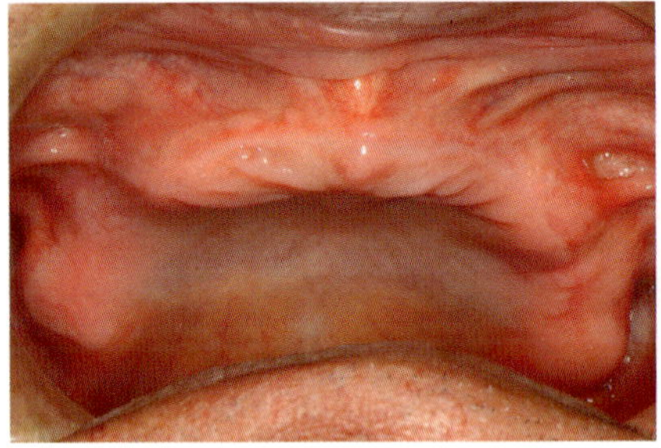

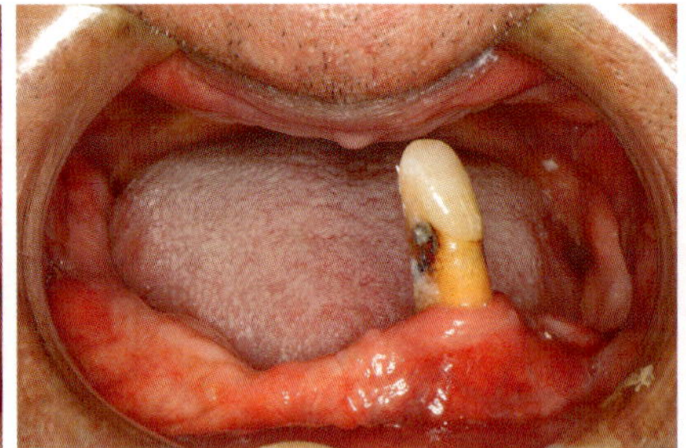

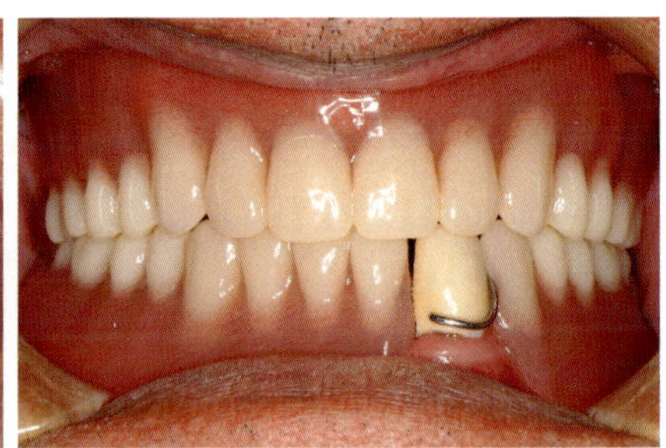

います．

最初から有床義歯を入れる気持ちがない患者さんは別として，有床義歯を作ることはやぶさかでないけれども，対合歯や隣在歯を触わることを拒否される患者さんも当然おられます．私はできることとできないことをはっきり患者さんに説明して，それでも協力が得られない場合は，クリアランスがない場合を除いて，対合歯や隣在歯をほとんど触らずに有床義歯を作ってしまいます．できた義歯は咬合平面が整っていなかったり，鉤歯の平行性からクラスプの把持力が甘かったり，クリアランスが少なくて厚みがとれず床が破折しやすかったり，審美的に難があったりと，いろいろな問題を当然抱えています．しかし，その問題ありの義歯を思いのほか使っている患者さんもいらっしゃいます．またそのような義歯を使うことによって，「次に作るとき」には対合歯や隣在歯を触わることなどに理解を示してくれる患者さんもいらっしゃいます．

患者さんが嫌だといわれているのに無理に行うことはできませんので，その辺りを，長い目で見ることも必要かと思います．

(4) どこまで技工をやるか（院内技工，保険の場合の外注の使い方）

中には人工歯を排列し，重合，研磨と義歯完成まで，すべてご自分でやられている先生もいらっしゃるかも知れません．しかし，それはごく一部の先生ではないかと思います．また，院内で技工士さんが義歯を作製されている医院もあると思いますが，それも少数派で，外注に出されている医院のほうが多いのではないでしょうか．

院内に技工士さんがいらっしゃるのであれば，ある程度の技工操作は技工士さんに

■咬合床を使い，当たりの出やすい部分をつかんでおく

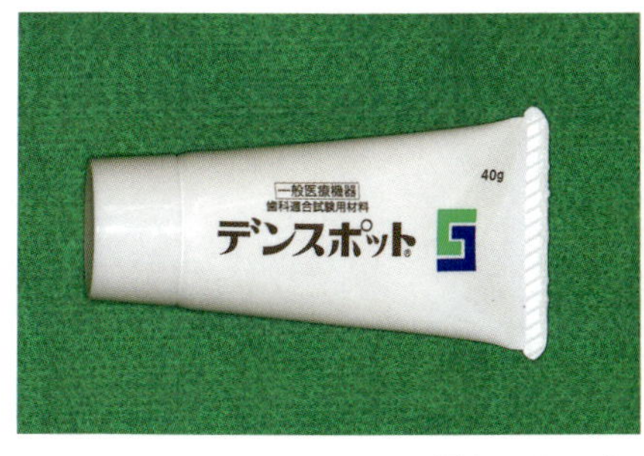

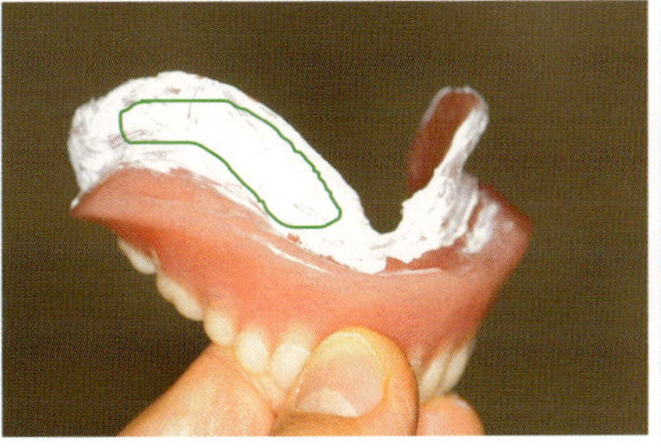
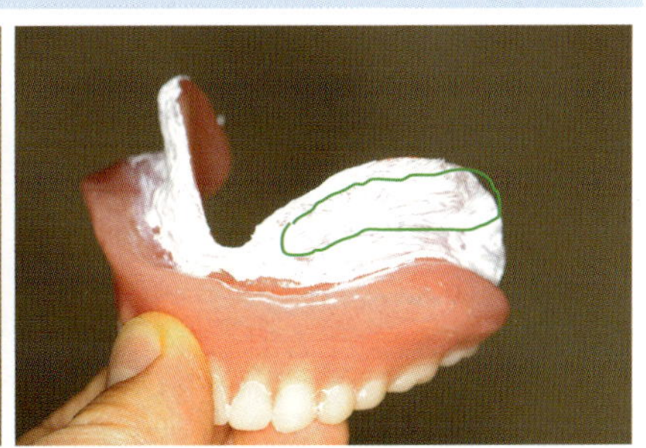

図34－1～3　当たりが出るのは……（デンスポット・昭和薬品加工）.

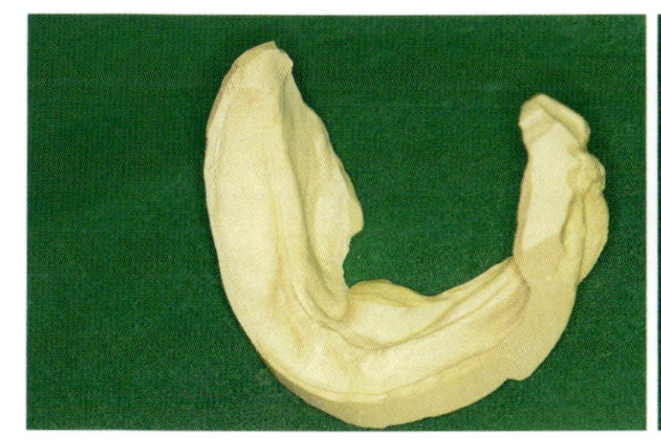
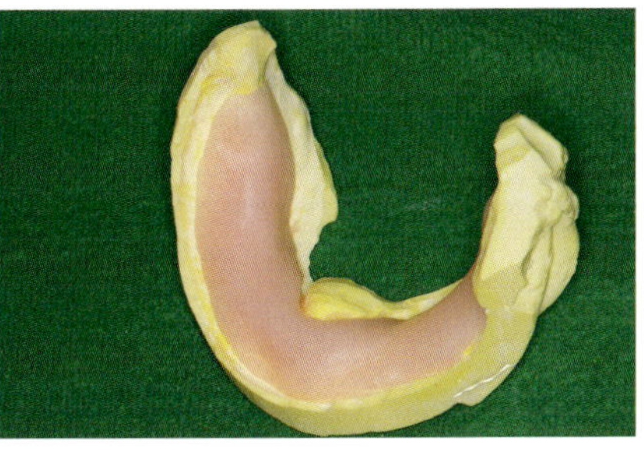

図34－4・5　咬合床を使って，どこに当たりが出やすいかをつかんでおく.

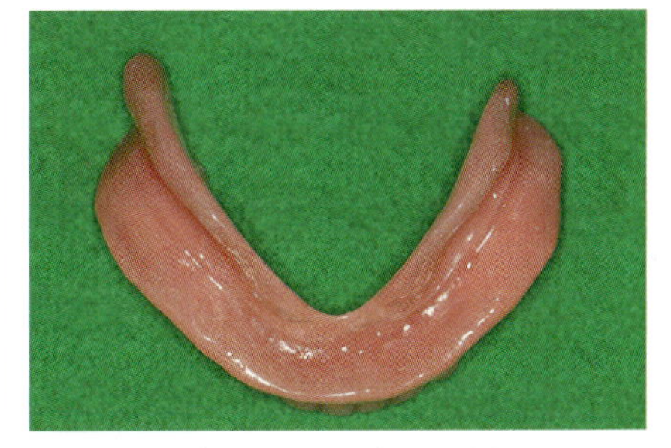

図34－6　患者さんが痛いと思っているところと，術者が調節しなくてはならないところとが違っていることが多々ある.

お願いすればよいのですが，そうでなければ自分でやるか，外注に出すかのどちらかしかありません.

決められた点数ですべての技工操作を外注にお願いすれば，当然経費が増えます.経費を少しでも減らそうと思えば，できるところは自分で技工操作を行ったほうがよいのは間違いありません.「どこまで技工をやるのか」というのは，使える時間，材料費，義歯の患者さんの比率などとの兼ね合いが大きな要素かも知れません.

・印象に石膏を注ぐ.

・硬化した作業模型をトリミングして，正中線を引く.

・咬合床を作る（即時重合レジンで基礎床を作り，パラフィンワックスで蠟堤を作る）

などは，もともと学生時代に補綴の実習でやったことのある作業ばかりなので，ちょっとやってみると「何でこんなことに（外注に出して）お金を払っていたのかな」と思うこともあると思います.何回かこなせば思ったよりできてしまうことも多いでしょう.ただし，義歯を取り扱う件数があまり多くない医院では，技工操作にとられる時間，材料をある程度揃えるためのコストなどを考えると，すべて外注に頼んだほうがよいかも知れません.

しかし，可能であれば数例でも技工操作をやってみると，いろいろと気づくことがあったりします.特に若い先生にお勧めなのは，作業模型上に即時重合レジンで基礎

床を作ってみることです．分離材（ワセリンで構いません）をしっかり塗った後，即時重合レジンを模型に圧接しながら外形を付与していきます．ベースプレート用の即時重合レジンで基礎床を作ることがベストですが，数例体験するためなら，即時重合レジンであれば何でもいいと思います．

硬化後，基礎床を模型から外そうとすると，うまく外れないことが多々ありますが，分離材の塗布が甘い場合を除けば，床外形の設定や鉤歯との平行性，顎堤のアンダーカットへの対応がうまくいっていない可能性が考えられます．特に取り外そうとするときに模型が削れていたり，基礎床にヒビが入ってしまう部位は，完成義歯を患者さんが着脱するときに痛みを感じる可能性が高い部位だと思われます．「この辺りが取り外しのときに痛みを感じやすいんだな」ということを体感できるのではないでしょうか．

実際の口腔内では，鉤歯に生理的動揺があったり顎堤粘膜が軟組織であるため，さほど問題にならない場合もありますが，作業模型上でよく削れる部位を予め知っておいて，できれば事前に対処しておくことは義歯装着後の調整時間や回数の短縮に大いに役立つと思われます．それはイコール患者さんとの信頼関係を高め，調整にとられる時間を極力少なくすることにつながるので，医院経営にも大きなプラスだと思います（**図34**）．

(5) クラスプ，人工歯，レジン床の選択

保険で作るパーシャルデンチャーにも，クラスプや人工歯，レジン床についていくつかの選択肢があります．

a　クラスプ（ワイヤークラスプにするか，キャストクラスプにするか）

クラスプでは欠損の形態や鉤歯の数，歯周組織の状態，審美性などが選択の基準になると思います（**図35**）．

私の場合は，まず旧義歯を持っているかいないか，持っているときは，その設計に極端な問題がなく，患者さんが審美的，機能的に受け入れているのであれば，今までと同じ種類のクラスプにするようにしています．

ただし，旧義歯をお持ちでない場合は，ワイヤークラスプを第一選択としています．ワイヤークラスプは完成義歯の装着後も，締めたり緩めたりの調節が利くため，初めてあるいは久しぶりに有床義歯を装着される患者さんには取り外ししやすいように多少緩めの状態で使い始めていただき，慣れてきたら少しずつ締めるようにしています．

またアルジネート印象の精度の問題，来院回数に制限がある患者さん（例えば，来月から入院する，付き添いの方が頻繁に連れて来られない）などいろいろな場合を想定すると，その場でより融通の利くワイヤークラスプは保険診療向きのクラスプといえると思います．

■クラスプの選択

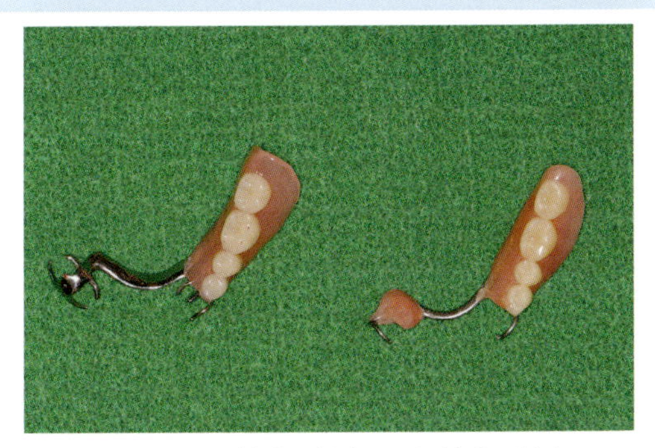
図35－1　旧義歯（右）と新義歯（左）.

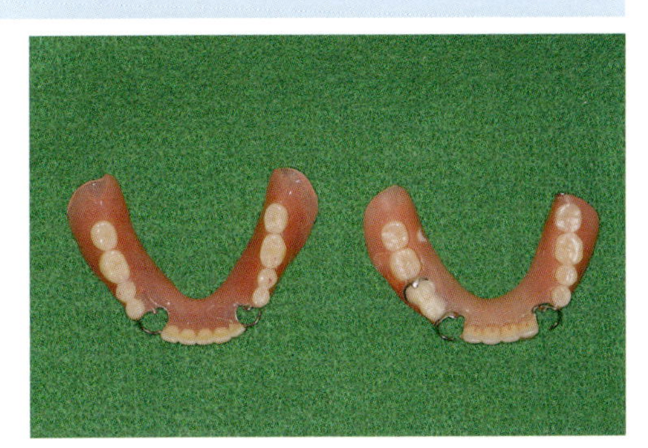
図35－2　旧義歯（右）と新義歯（左）.

b　人工歯

保険診療では人工歯の素材はレジン歯，硬質レジン歯，陶歯の中から選択することになります．本来は残存歯の歯数や咬合状態，咬合力，顎堤の状態などから選択すべきと思われますが，個人的にはクラスプと同じような理由により，耐久性では一番劣ると考えられるレジン歯を選択することが多いと思います．その操作性を考えれば，保険診療においては使い勝手のいい材料だと思います．

c　レジン床

最近は修理や増歯，床裏装に対応できる熱可塑性の床用材料も見られるようですが，私は操作性の良さ（慣れ？），コスト面などを考えてレジン床を選択しています．

*

余程のことがない限り，保険のパーシャルデンチャーの作業模型を（石膏とシリコーンでの）有歯肉模型で作製することはないと思います．石膏単体の模型であれば，鉤歯部と床下粘膜の変位量の差を正確に表すことはできません．また，レジンの重合収縮なども考えると，多少の誤差が出てしまうことは最初から想定しておかなくてはなりません．

その上，鉤歯の歯周組織が整っていない状況でも義歯を作製しなくてはならない場合や，すれ違い咬合などで顎位が定まりにくい場合，欠損を長期間放置していたため顎位がすでに変位してしまっている場合など，誤差がさらに大きくなっていく要素がいろいろと重なっていくこともあります．

試適では問題なかったのに，完成義歯を口腔内に装着したら咬合が合っていない，クラスプが入らない，という経験はどなたにもあるのではないかと思います．誤差があまりに大きければ，真摯に再製すべきだと思います．しかし当日中に何とかしなくてはいけない場合もあります．保険のパーシャルデンチャーの場合，誤差が出ることを前提として，その補正を行いやすい材料を選択することも，ポイントのひとつと思います．

■平行測定器によるガイドプレーンの付与

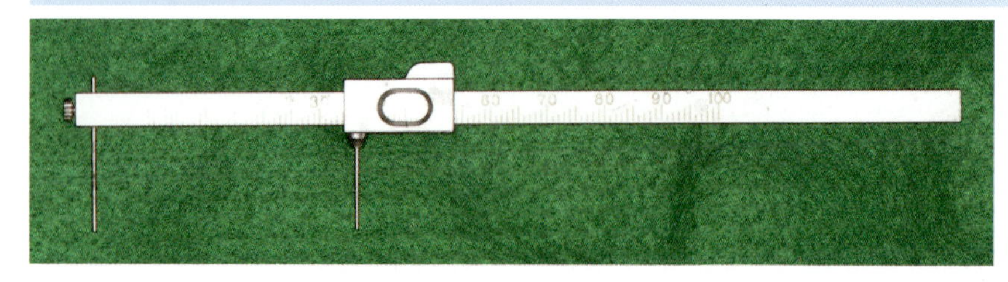

図36－1　平行測定器（YDM）.

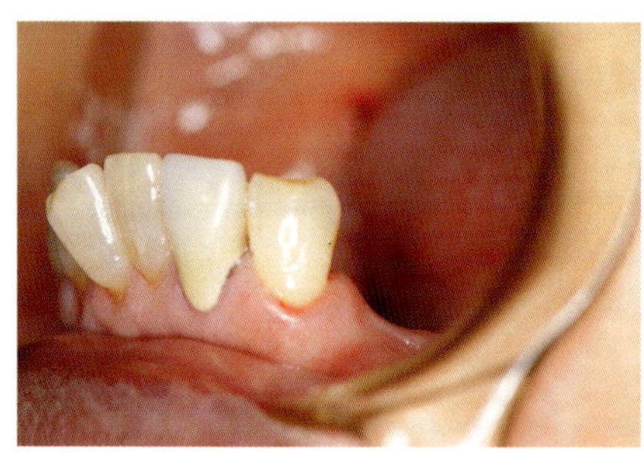

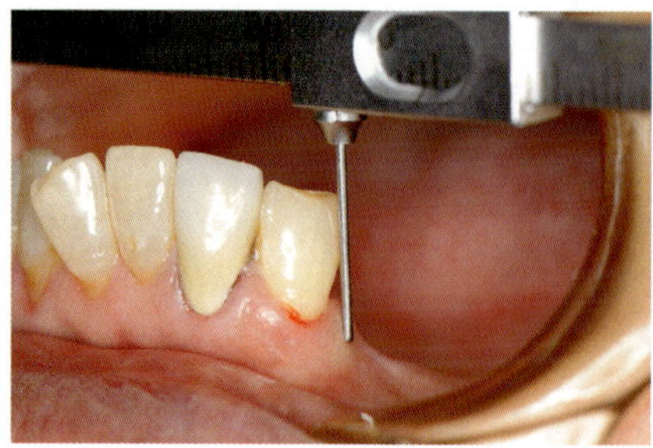

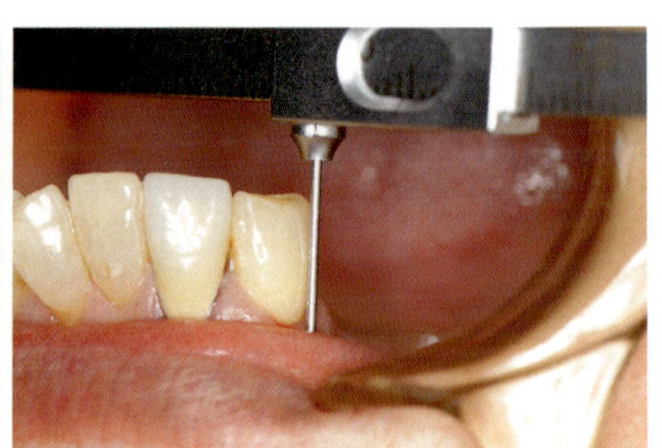

図36－2～4　天然歯を削合する場合は，患者さんの了解が必須.

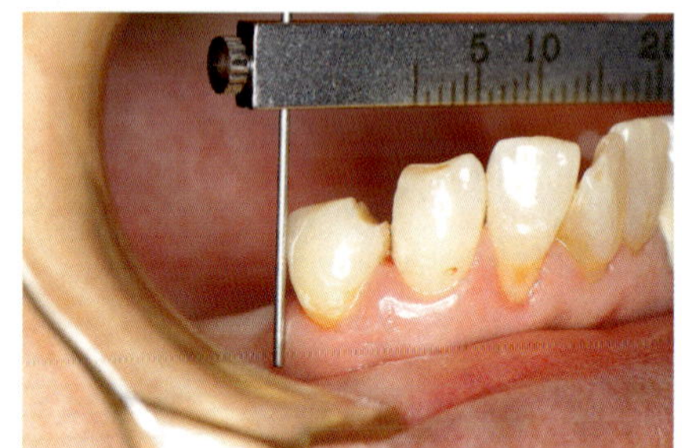

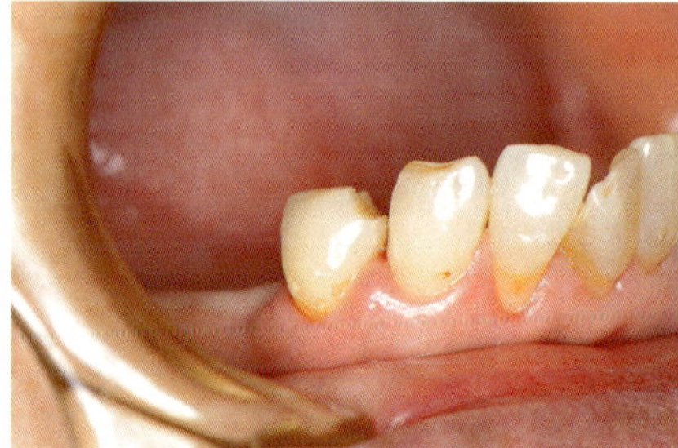

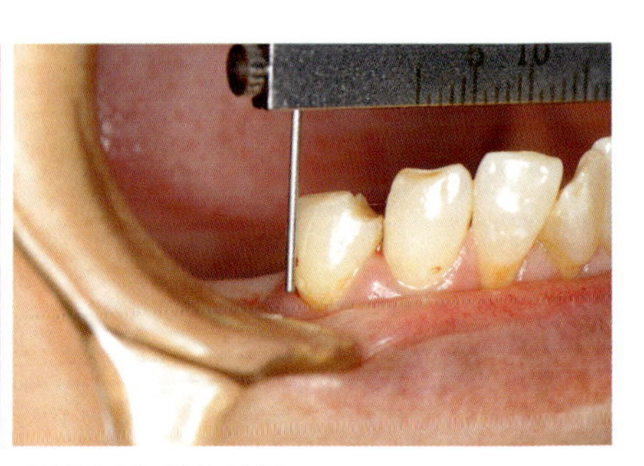

図36－5～7　ガイドプレーンの平行性の目安として，口腔内で平行測定器を使用.

(6) ガイドプレーンの工夫

鉤歯の欠損側に付与するガイドプレーンですが，付けられるに越したことはありません（**図36**）．ただし，ここでも患者さんの協力が必要となります．すでに入っている補綴物の修正くらいで目的を達する場合はまだ協力を得やすいですが，天然歯を削ったり，補綴物の再製が必要な場合は協力が得られない場合もあります．

協力が得られなければ，やれる範囲でやっていくしかありません．

そのような場合でも，上顎大臼歯の１歯残存，下顎とすれ違いで上顎パーシャルデンチャーを作製するケースでは，可能であれば遠心にガイドプレーンを付与したフルメタルクラウンの作製，それがダメであれば，削合によるガイドプレーンを付けさせてもらうように説明しています．このようなケースの場合には，前述したワイヤークラスプではなく，キャストクラスプを使うようにしています．

上顎大臼歯の１歯残存であれば，抜歯をして総義歯を作製したほうが良い結果が出る場合もあります．実際，総義歯にして患者さんに喜ばれるケースもありますが，残りの１歯に思い入れのある患者さんも少なくありません．また，総義歯の吸着に関して，術者は良好な状態と感じても患者さんが不満を持たれていることは多々あります．抜いてしまった後に「元に戻せ」といわれても当然不可能ですので，患者さんが総義歯への移行を望んでいなければ，ガイドプレーン付きフルメタルクラウンにキャストクラスプを掛けるようにしています．

(7) コストに負担をかけない—安価な器材の活用

点数が決められており，入ってくるものが限られているのであれば，出ていくものを減らすことも当然考えておかねばなりません．歯科材料などにおいても，安価だけれども使ってみるとメジャーな商品と比べて，そんなに見劣りしないような商品も結構あると思います．中には従来のものよりかなり安価で目的を達するPB（プライベートブランド）の商品を出しているところもあるようです．

ただし，商品によっては操作性や適応範囲が限られる場合もあり，使いこなすまでに慣れを必要とすることもあります．また，多少高価であっても，ロングセラーにはロングセラーなりの理由があったりします．そこのところはいろいろな材料を実際に使用してみて，自分にはどの商品が使いやすいかを判断するのが一番ですが，すべての商品を使って比べることは不可能です．「安物買いの銭失い」になってしまうと元も子もありません．

そのあたりは近隣の先生やスタディーグループの先生，出入りの歯科材料業者さん，歯科技工所などと積極的に情報交換をするよいと思います．思いがけない情報が手に入る場合もあります．

すでに多くの先生がやられているとは思いますが，自院での在庫を確認した上で，期間限定のセールなどをうまく利用するのはいうまでもありません．

III

保険の義歯をどう作るか
— Q&A —

内田雄望

Q1 「保険はそこそこ……」というときの“そこそこ”って？

保険であれ自費であれ，最善を尽くすということはいうまでもありません．しかし実態をはっきりと表すのは難しいですが，術者にとって，場合によっては患者さん側にも「保険はそこそこ……」というものが，何となく存在します．

患者さんが最初から口の中に入れる気がない義歯を作っても仕方がないと思います．使ってもらうために，床の形状やクラスプの位置などに対する補綴学的セオリーに対して多少目をつぶらないといけないときもあるかと思います．かといって，学術的にまったくのナンセンスなものを作ってよいわけがありません．

私の場合，まず多少の不満があったとしても「口の中で使っていこう」と患者さんに思わせる義歯を作ることが「保険はそこそこ……」だと考えています．

Q2 「保険でお願いします」という患者さんは，本当は何を求めているのか？

患者さん側からすると，すべての治療が保険で行われ，それで満足できる結果を得ることができれば，それに越したことはありません．しかし，現実はそうではありません．そして患者さんの保険に対する認識は千差万別です．

最新の治療機器や新しい素材を使った歯科治療をテレビの番組で目にする機会があります．ほかにも新聞，雑誌，インターネットなど，世の中にはあらゆる情報が流れています．より良い治療ということはわかっても，どこまで保険が適用されるのかということは，患者さんにとっておそらく皆目見当がつかないと思います．中にはすべて保険が利くと思っている患者さんもおられるようです．

そんな場合は「すべての処置や材料が保険適用であるわけではない」ということを知っていただく必要があります．また，保険のみでは快適な義歯は作れない場合もあり，それを解決するためには自己負担（自費診療）が必要なときもある，ということを知っている患者さんもおられます．ただし，その中には必要なことはわかっていても，歯科治療に使う経済的余裕がないことも当然あるわけです．そのとき術者としては保険でできる範囲で頑張るしかありません．

義歯作製を開始する段階で，“患者さんがどの程度の認識を持っているのか”ということを知ることが，非常に大事な要素になってくると思います．すでに何度も来院している馴染みの患者さんなら求めているものが比較的わかりやすいかも知れませんが，そうでなければ患者さんの思いを理解することが大事です．高齢の患者さんから「先が長くないのだから，そこそこでいい」といわれることや，「お金がかけられないので」とはっきりいわれる場合もあります．こちらの考えているゴールと患者さんが考えておられるゴールが違っていれば，走り始めても目的地に着くことが困難になってしまいます．

ただし，“以前自費の義歯を作ったが，思ったような満足度を得られず，自費の必要性を感じてない”という患者さんがいることも，忘れてはいけないと思います．

Q3 対応に困る患者さんに，どこまで付き合うか？

ごく一部の歯科医院を除いては，自費診療の患者さんより保険診療の患者さんのほうが圧倒的に多数だと思います．対象人数が多くなれば，当然いろいろな患者さんがおられます．われわれは保険医として「痛い」「噛めない」「外れる」などの主訴に対して，精一杯対応する必要があります．ただしわれわれも神様ではありませんので，患者さんの望み通りにすべての問題を解決できるとは限りません．

問題の中には，義歯の調整や新製で対応できるものから，義歯そのものの異物感や加齢的変化などを原因とする，われわれにはどうすることもできないようなものも含まれる場合があります．その辺りは，患者さんの性格を理解し，こちらのできることとできないことを伝えることで，問題を多少回避できることもあります．

馴染みの患者さんでなく，初めて来院された患者さんはその見極めが難しい場合もあり，手をつけ始める前に十分に気を配る必要があると思います．

義歯はどんなに精巧に作ろうが，人工物には変わりはありません．私は「本来口の中になかった作り物が入ってくる」「自分の歯が新しく生えてくるわけではない」という義歯の限界を説明して，できるだけ認識してもらうようにしています．そしてある場面では「できないものはできない」とはっきり断る勇気，手をつけない勇気が必要なときも出てきます．その場合は，速やかに他の医療機関や大学病院を紹介する必要があると思います．

Q4 なぜ，保険の義歯治療は不採算といわれるのか？

「保険の床義歯治療は不採算」とよくいわれます．

保険診療には各処置に対して点数が設定してあり，それらは1回で行おうが複数回で行おうが，通常1回しか算定できません．ところが義歯作製過程では，印象採得，咬合採得，試適などが1回で終わらないことが多々あります．それらには材料費や技工代がその都度付随している場合もあり，回数が増えれば，当然経費も膨らんでいくわけです．

また，装着後の調整時間や回数も，採算に大きく影響してくると思います．有床義歯の場合，新製義歯を装着したら何回か調節を行いながら慣れていってもらうのが通常の流れだと思います．患者さんの中には義歯ができたらその日のうちからすぐ機能し，快適に食事を摂れると過大な期待を持たれている方もおられるようですが，そうでないことをわれわれ歯科医師側はよく知っています．私の勤務医時代，院長が義歯装着時の説明として「新しい銀歯や被せものは入ると治療の大部分が終わりですが，新しい入れ歯の場合は口の中に入ったときから治療が始まる，今が治療のちょうど折り返し地点と思っておいてください」とよくいっていました．

そのように有床義歯の場合，ほかの歯冠補綴物と違って装着後まったく調整を必要としないことは稀です．しかし，その調整には再診料と改定の度に名前の変わるわずかな管理料または調整料しか算定できません．義歯の不調を訴えられて毎日のように来院される患者さんもいるわけですから，再診料だけで延々と調節し続ければ医院の経営面だけを考えると当然不採算になってしまいます．いかに調整の必要の少ない新製義歯を作り，装着後も的確な調整を行うことによって，できるだけ少ない回数で患者さんに満足してもらうかが求められます．

Q5 どのように勉強すれば，義歯がうまくできるようになるのか？

義歯の臨床は，（むかし大学で習った）旧来の理論や手法，材料がそのまま使用されることが，ほかの臨床分野に比べて多いように思います．とはいっても，手持ちのテクニックや知識だけですべてがうまくいくかというと，そうはいかないケースも多々出てきます．また，新しい技術や材料がまったく出ていないわけではありません．講習会や書籍，DVDなどで新しいことを学び，それに共感したのであればできるだけ積極的に使用し，自分のものにしていきたいものです．

当然，最初からうまくいくことばかりではないでしょう．私も村岡先生のコピーデンチャーテクニックを取り入れた当初がそうでした．時間や材料費などが余計にかかって，採算が合わない場合のほうが多かったように思います．しかし，コピーデンチャーテクニック自体は，やる気さえあれば比較的難しい作業はなく，患者さんにとっても良い結果が出ることが多いこともあり，勉強のつもりで続けてきました．回数をこなしていくうちに，慎重にやらなといけないところ，比較的ラフにやってもいいところなどがだんだん見えてきました．材料も自分が使いやすい物や安価な物に変えて

■コピーデンチャーで患者さんとの信頼関係を築いていく

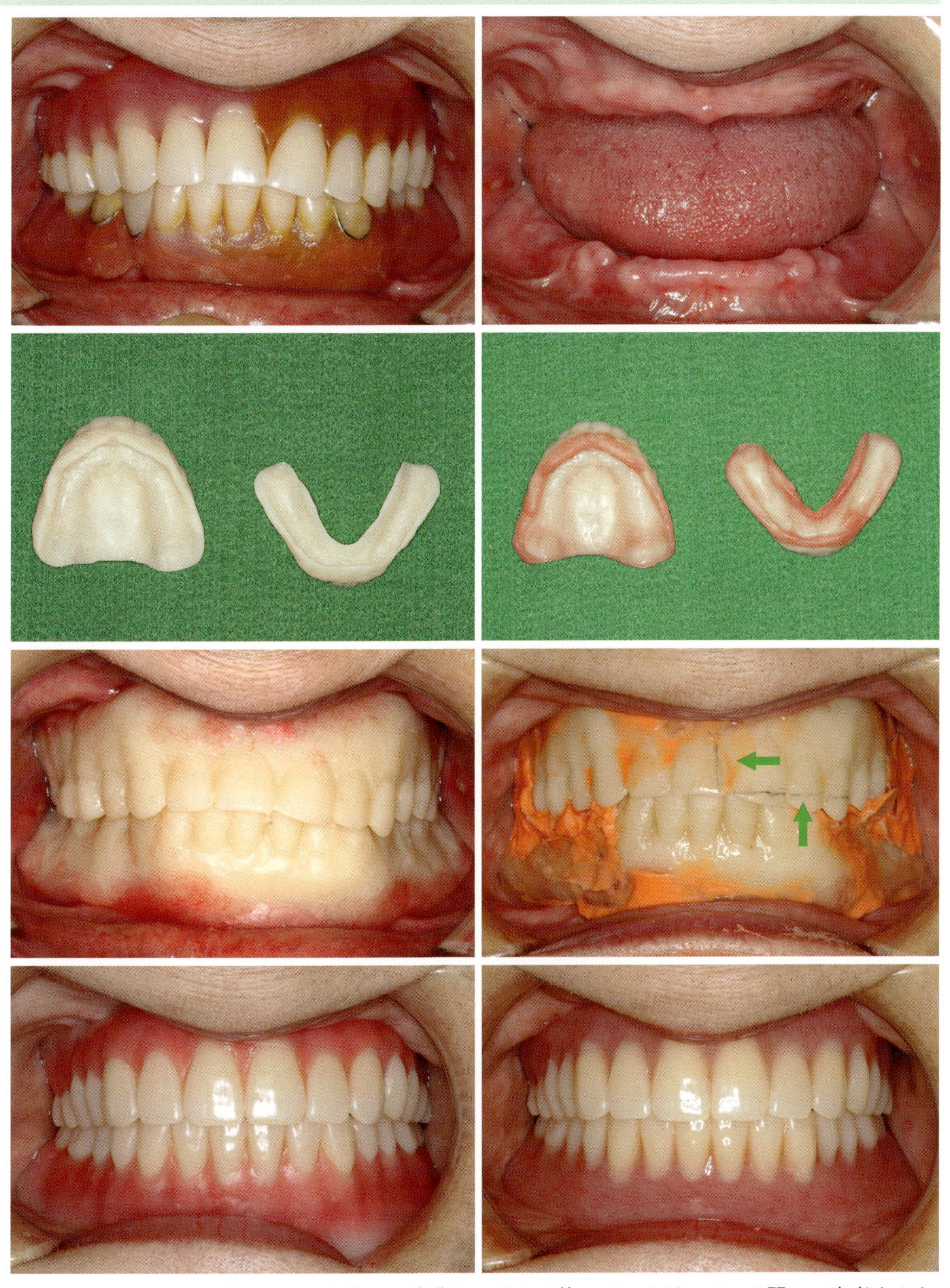

図37-1～8　コピーデンチャーを作り，改造し，そして使っていただいている間に，患者さんとの信頼関係を築いていく．旧義歯が無傷のまま残っているので，「元に戻してくれ！」（怒）などのトラブルは起きない．これがコピーデンチャーテクニックの最大の利点．また，旧義歯の形態がわかるので前歯部の人工歯選択にも有用であり，図37-6のように正中や前歯部の切縁ラインを直接記入（矢印）することもできるなど，より多くの情報をラボサイドへ伝えられるのも利点．

いったものもいくつかあります．そのように自分にとってより使い勝手のいい方法にアレンジすることが，結果的に自分の義歯臨床の幅を拡げることにつながったのだと思います．

また新しいテクニックは，うまくいかなかった場合を想定して，身内や信頼関係のできている患者さんで行うことが多いと思います. しかし, コピーデンチャーテクニックのいいところは基本的に旧義歯を改変しないので，初めて診る患者さんにも使うことができます．むしろ初めて診る患者さんだからこそ使うテクニックかも知れません. コピーデンチャーを作り，改造し，使ってもらいながら患者さんとの信頼関係を築いていけますし，旧義歯が無傷のまま残っているので，万が一うまくいかなくても「元に戻してくれ！」(怒)などのトラブルは起きません. これがコピーデンチャーテクニックの最大の利点だと思います（**図37**).

Q6 コピーデンチャーを簡単に作る工夫はあるか？

コピーデンチャーに限らずほかのテクニックでも，新たに自分のものとして取り入れようとするときは，慣れるまでに時間がかかり，材料のロスも出てしまうものだと思います．特にコピーデンチャーという複製義歯自体には保険の点数そのものがありません．しかしそれを差し引いても，その後の義歯作製や装着後の調節にかかる時間や労力（精神的負担？）を少なくできるなど，そのメリットは大きいと思います.

点数がありませんので，時間をかけず最少の材料で行うのが理想です（**図38**)．コピーデンチャーの作製において，私の場合はラボサイドでの印象，レジンの塡入，形態修正, 研磨, そしてチェアサイドでの辺縁形成や裏装などの改造をすべて自分でやっています．ただ単に好きでやっているだけなのですが，回数を重ねていけば，手際よく時間や材料のロスも少なくなり，楽しさも出てきます．ただし院内に技工士さんがいる場合は，ラボサイドのことはお任せしたほうがよいかも知れません．技工士さんがいない場合でも，スタッフに旧義歯の印象（**図38－1・2**）まではやらせているところが多いように聞いています.

Q7 保険の範囲の中で，咬合をどう収めていくか？

義歯を長期間使用し続けて，人工歯がすり減っているケースがあります．当然咬合高径は低くなっていますが，顎関節などに症状がなく，患者さんからの審美的要求がなければ，私の場合は基本的には咬合高径をあまり触りません．咬合高径を変化させて好結果を得ることもありますが，それが原因で新たな症状を作り出すこともあるからです．何十年と時間をかけて現在の顎位があることを考えると，咬合高径を変化させることにはリスクが伴います.

しかし，中には人工歯が尋常ではないすり減り方をしている場合もあります．その場合は，咬合高径を高くする必要が出てきますが，そんなときこそコピーデンチャーの出番だと思います．咬合高径をどのくらい上げればよいか試行錯誤することができます．上げたコピーデンチャーを実際に使用してもらうことによって，顎関節に症状

■コピーデンチャーを簡単に作る工夫

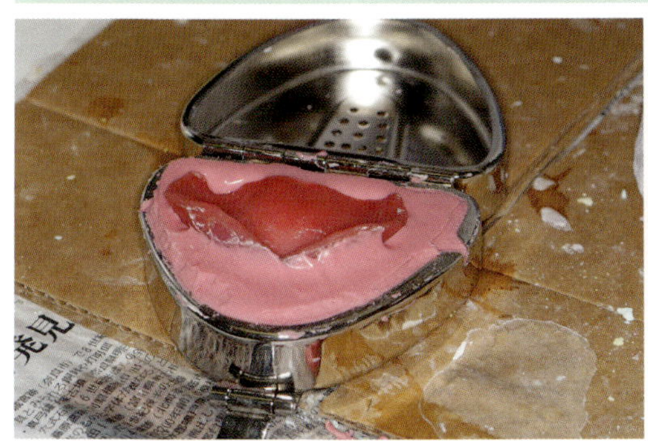
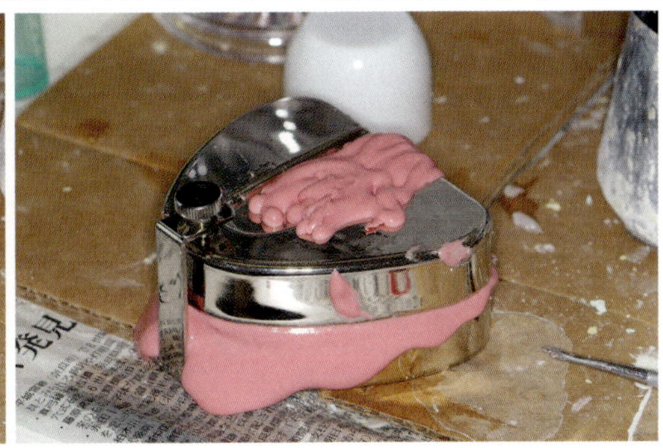

図38－1・2　コピー開始.

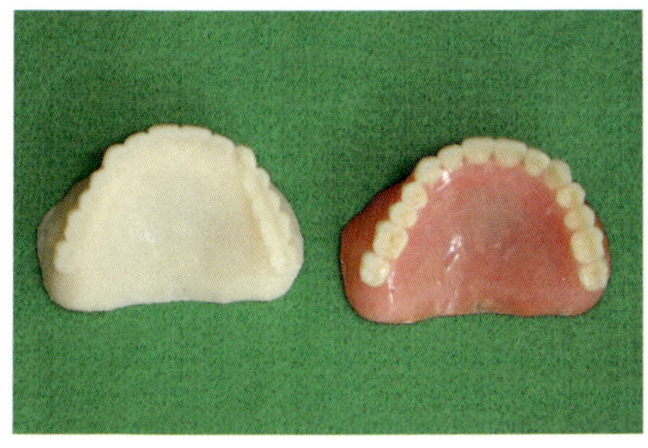
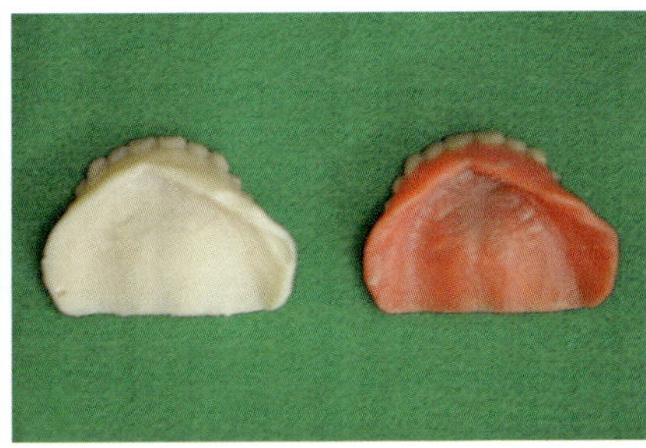
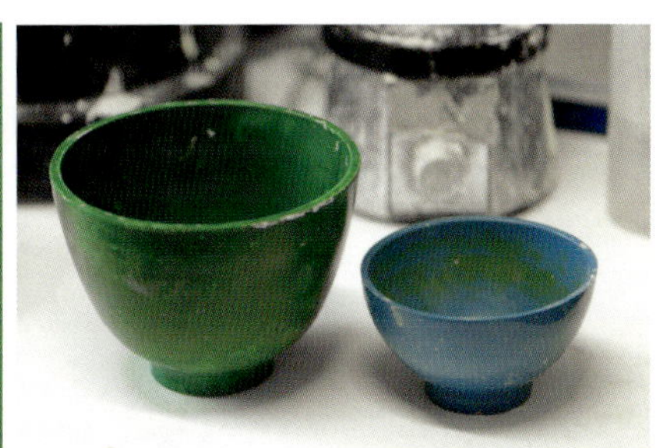

図38－3～5　コピー完了. 単色で作るのがミソだが, 印象材の量が必要.

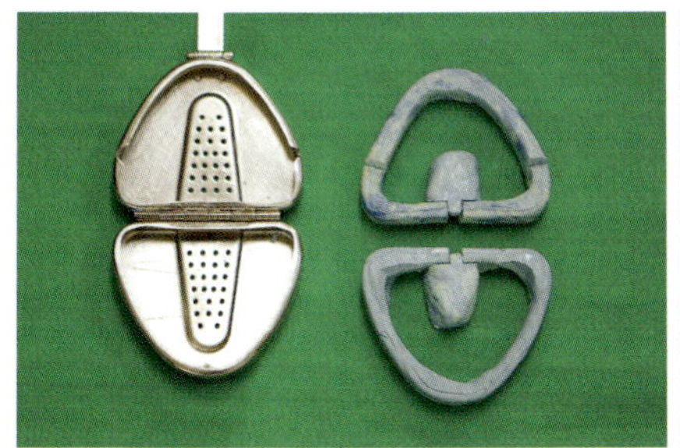
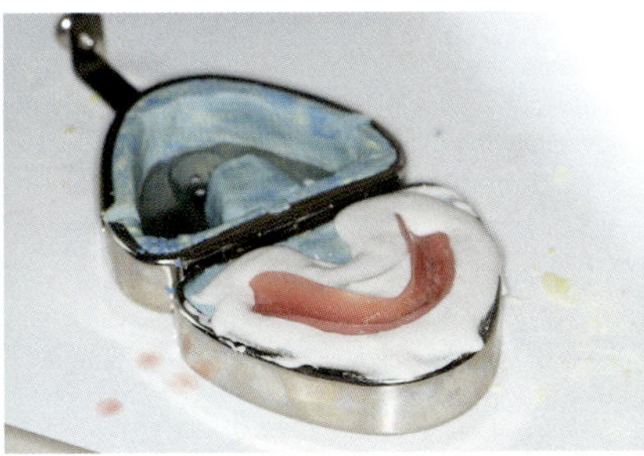
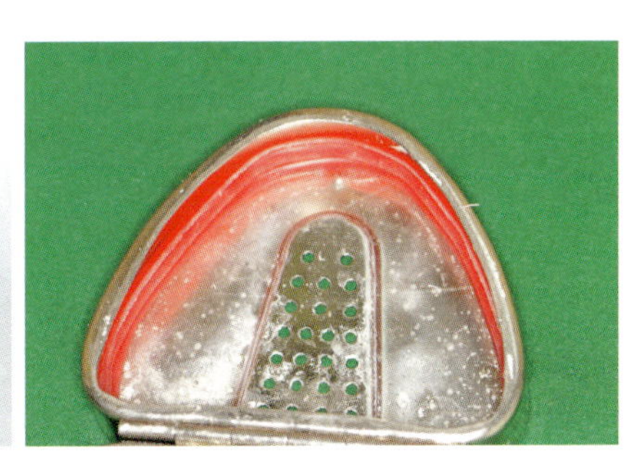

図38－6～8　印象材の量を減らすためにシリコーンのアダプターを作ったり, ユーティリティワックスを使ったり, 廉価な印象材を購入したりもした.

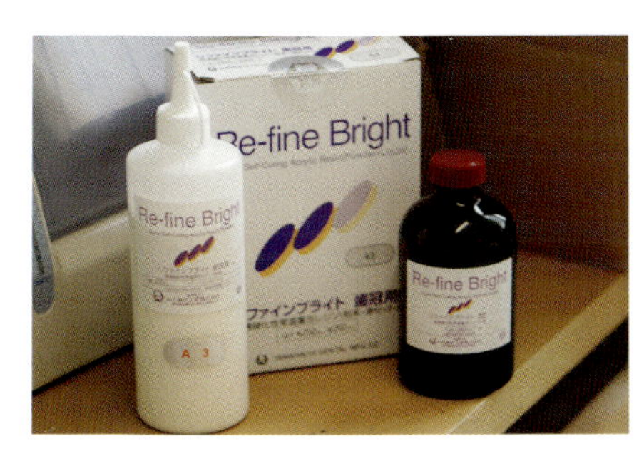

図38－9　複製専用レジンも販売されているが, 他の材料で代用することもできる(リファインブライト・山八歯材工業).

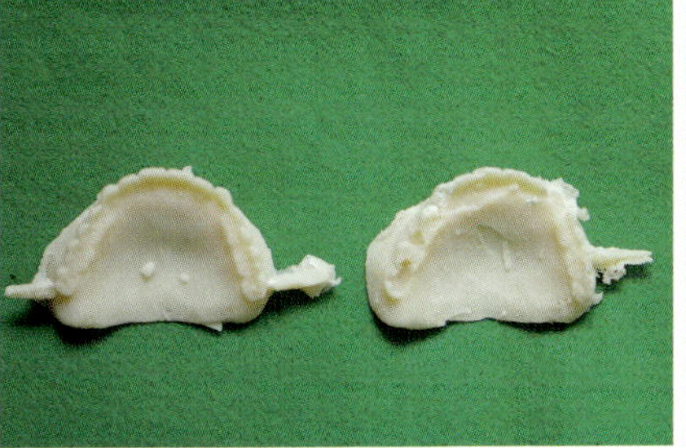
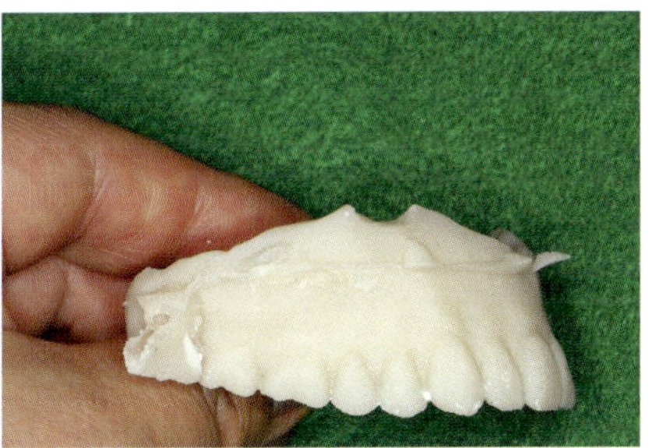

図38－10・11　しかし, 慣れないうちは細部までレジンが流れる前に硬化してしまったことも.

■チェアサイドで対応しようとして，かえって時間がかかった症例

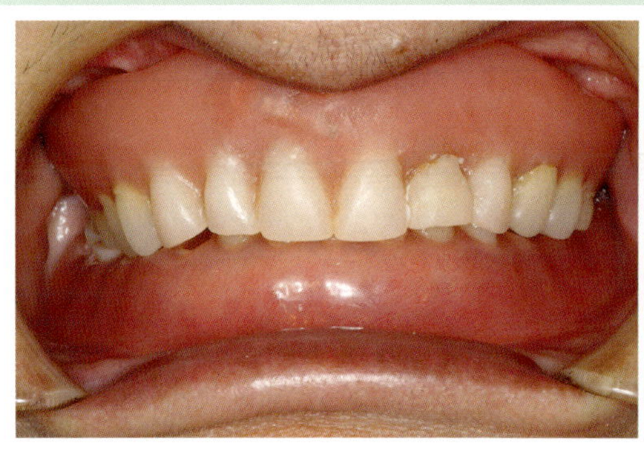
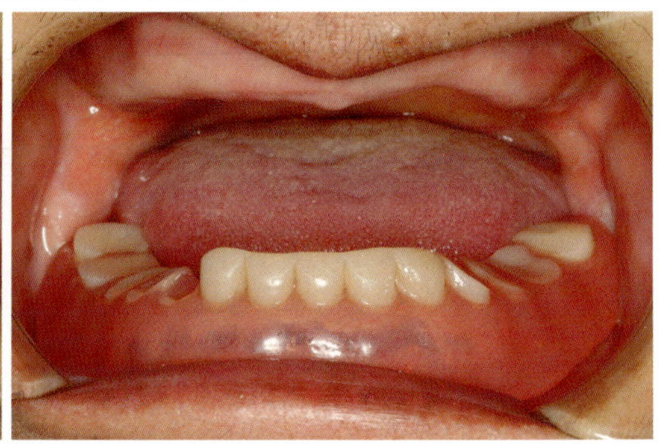

図39－1・2　咬合高径が低くなった症例．下顎臼歯部人工歯の咬耗が著しい．

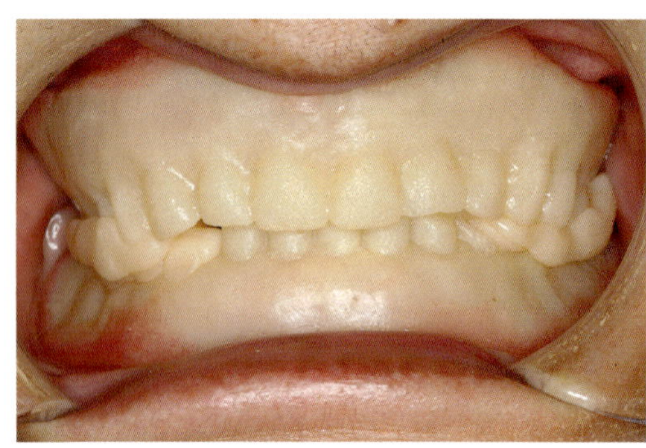
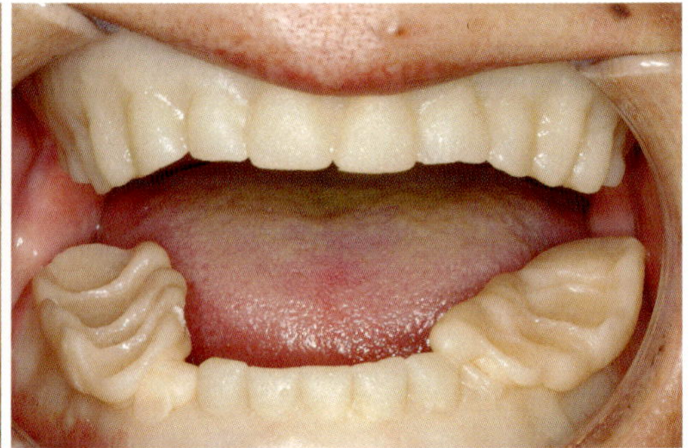

図39－3・4　チェアサイドでやろうとしたのが大間違いであった．

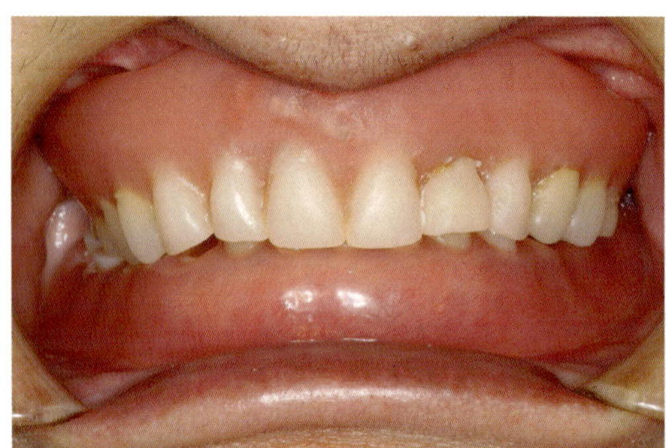
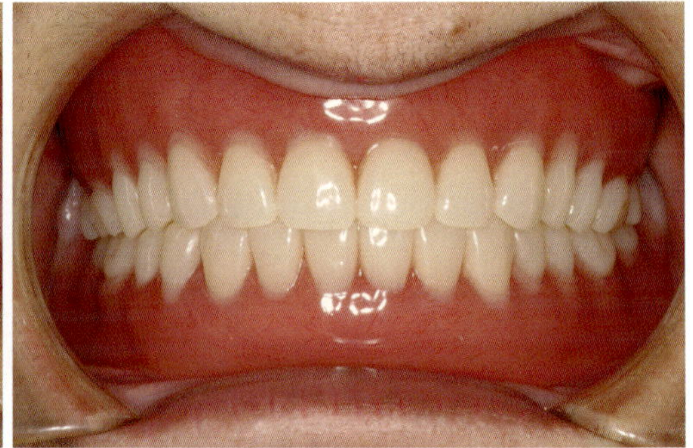

図39－5・6　作るには作ったが，時間がかかって仕方がない．

が出ないか，審美的な要求を満たしているかなど，新たな咬合高径を患者さんが許容できるかどうかを確認することができます．

咬合高径を高くする場合，チェアサイドで即時重合レジンを盛り足しながら行うこともありますが，難しいことが多く，作業を手際よくやらないと堂々巡りになり，時間ばかりかかってしまうこともあります（**図39**）．

ここは急がば回れで，新たな咬合高径を再採得し，ラボサイドで咬合器付着をして行うこともあります（**図40**）．

■新たな咬合高径を再採得した症例

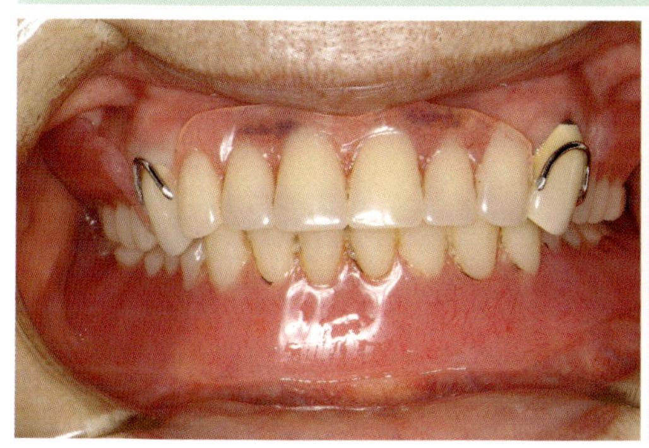

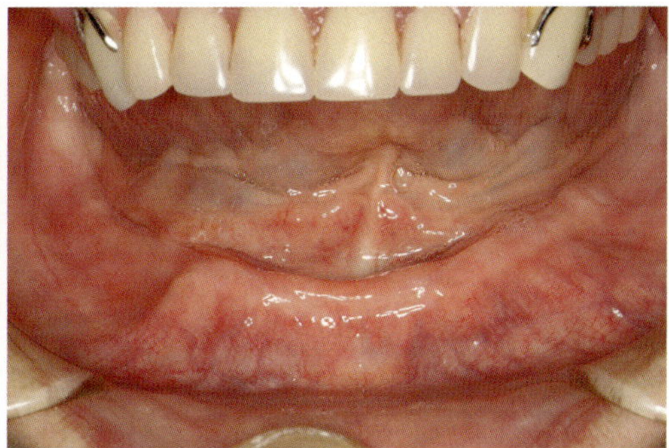

図40－1・2　67歳女性．主訴は入れ歯を新しくしたいとのこと．下顎顎堤の吸収も顕著である．

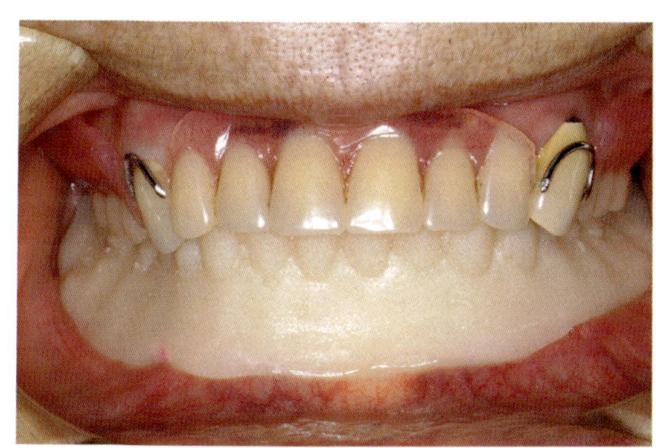

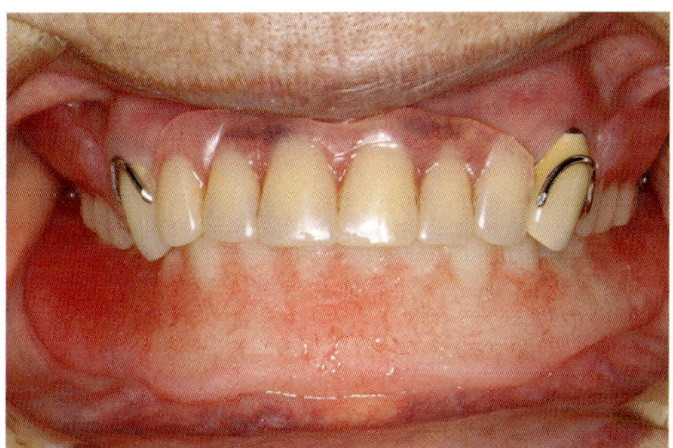

図40－3・4　旧義歯をコピーし，辺縁と粘膜面を修正する．

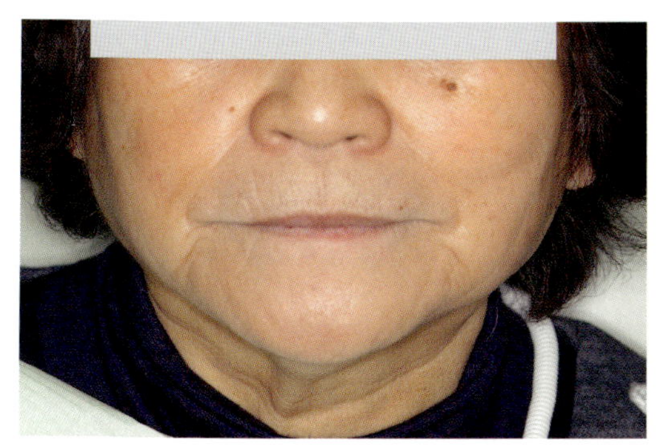

図40－5　口元のシワが気になるという．

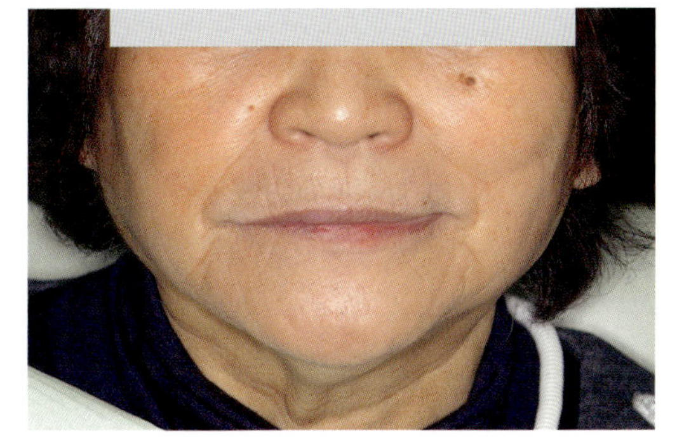

図40－6　ロールワッテを咬ませて咬合高径を挙げてみる．従来の高さより，こちらのほうがよいとのこと．

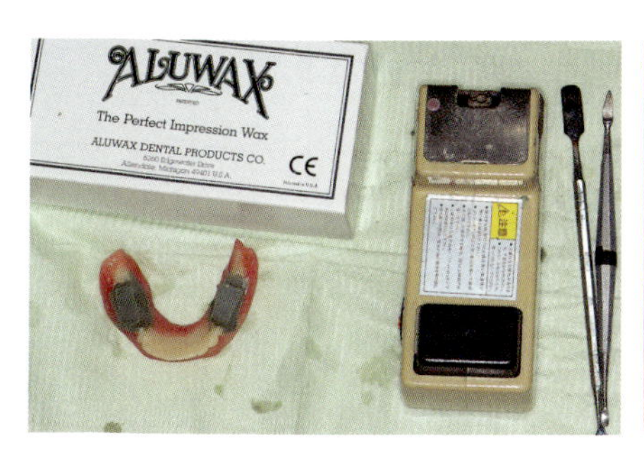

図40－7　コピーデンチャーの臼歯部にアルーワックス（モリタ）を盛る．

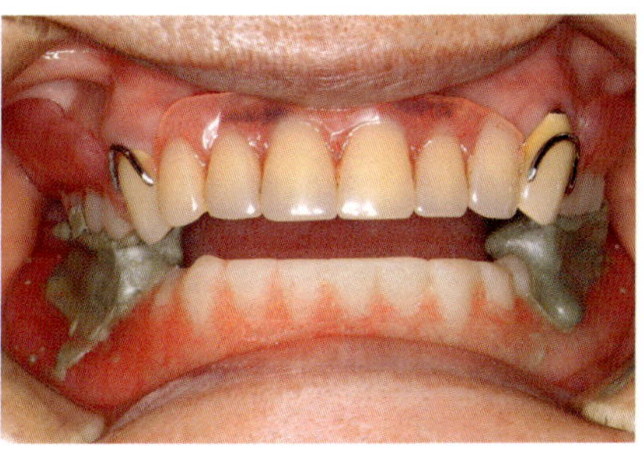

図40－8　挙上した咬合高径で咬合採得を行う．

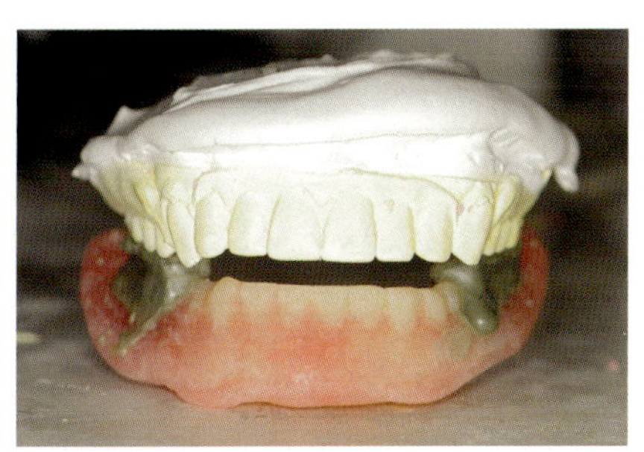

図40－9　上顎の模型を咬ませる．

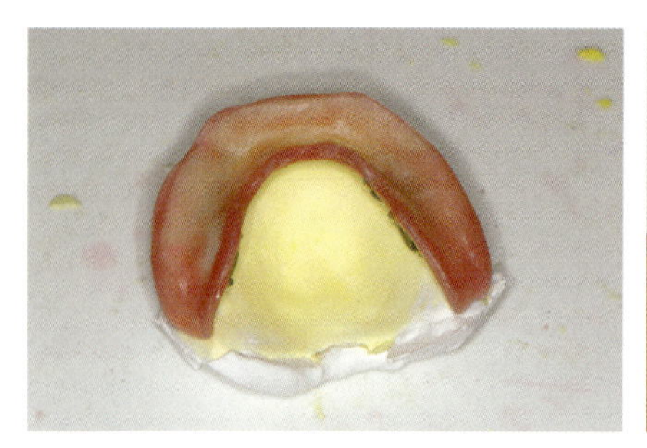

図40－10　下顎顎堤部は作業しやすいようにパテタイプのシリコーンを使用した．

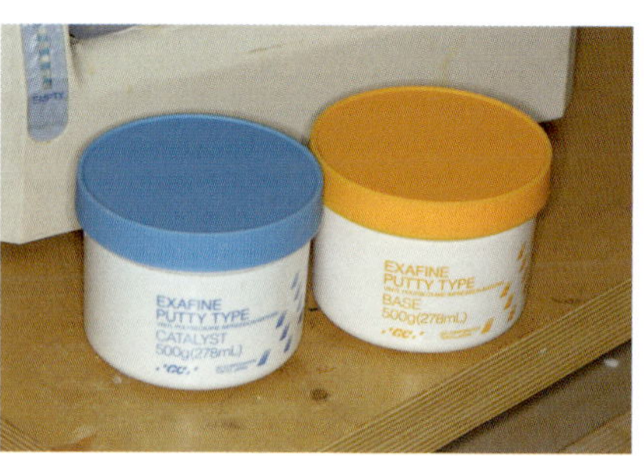

図40－11　エグザファイン（ジーシー）．

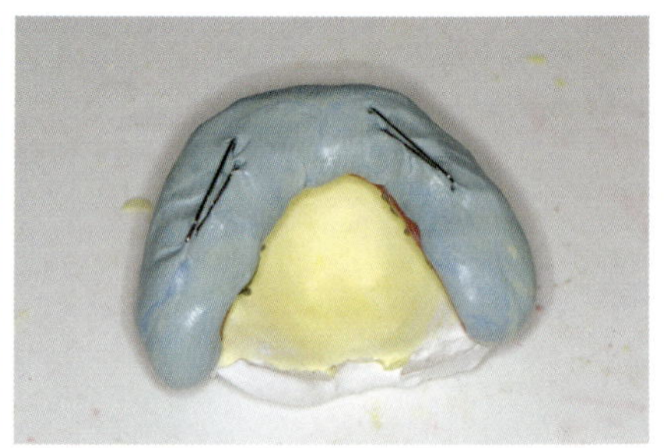

図40－12　咬合器に付着できるようにクリップを半分埋め込む．

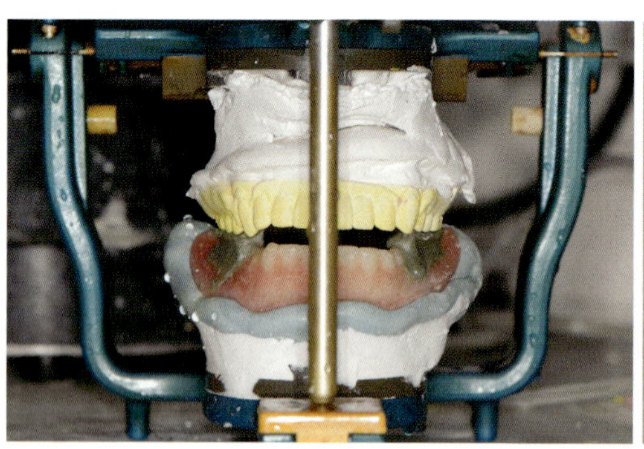

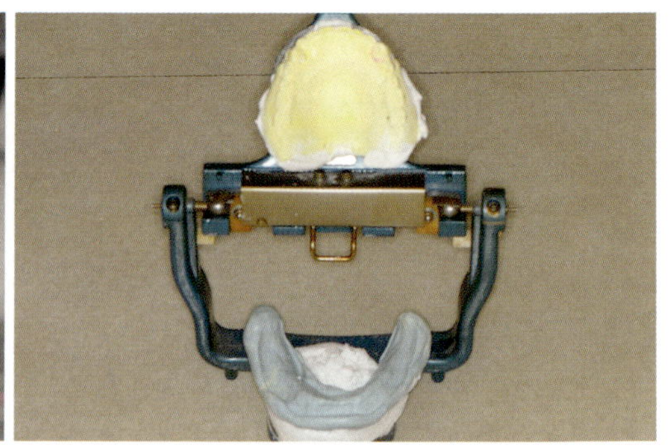

図40－13・14　挙上した状態で咬合器に付着．付着後，コピーデンチャーを外す．

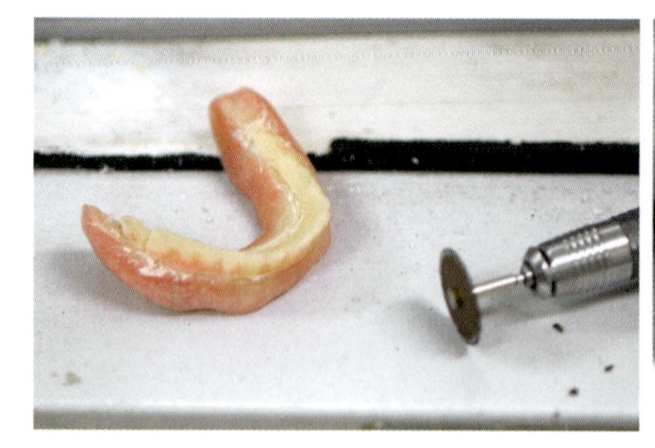

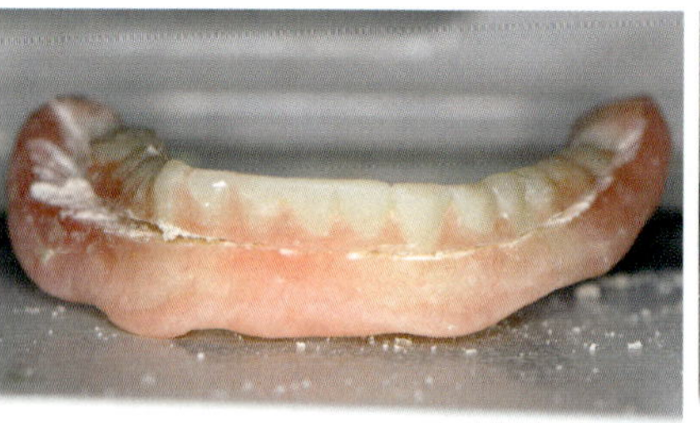

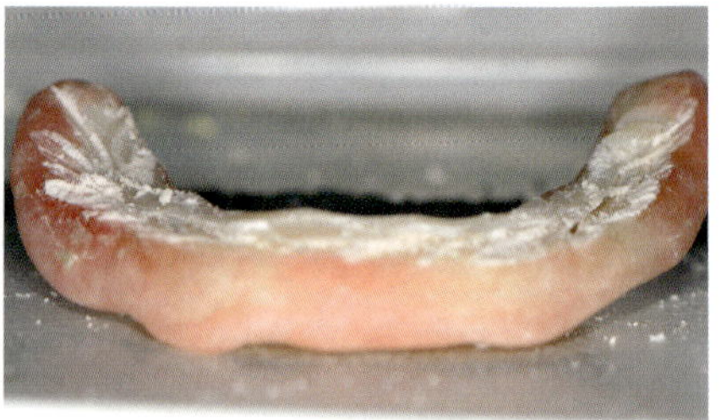

図40－15～17　コピーデンチャーの人工歯相当部をカッティングディスクで切り離す．歯肉相当部は多少傷つけても，人工歯相当部，特に切端部や咬合面は傷つけないように気をつける．

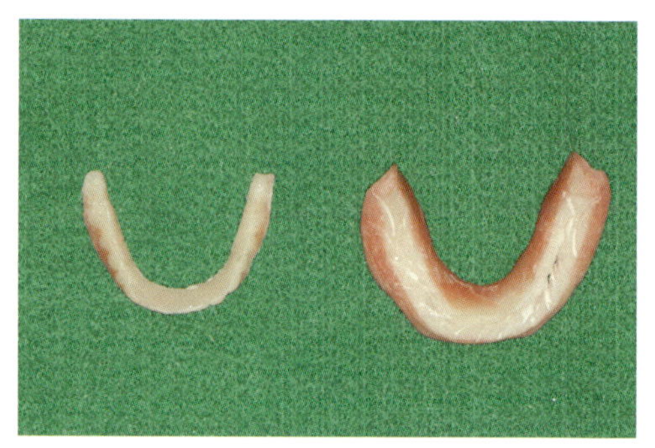

図40－18　人工歯相当部を切り離したところ．

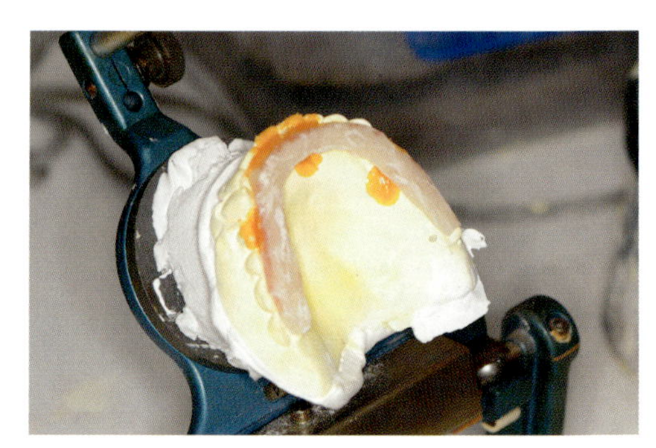

図40－19　上顎の模型を咬合させて，ニュースティッキーワックス（ジーシー）で仮着．

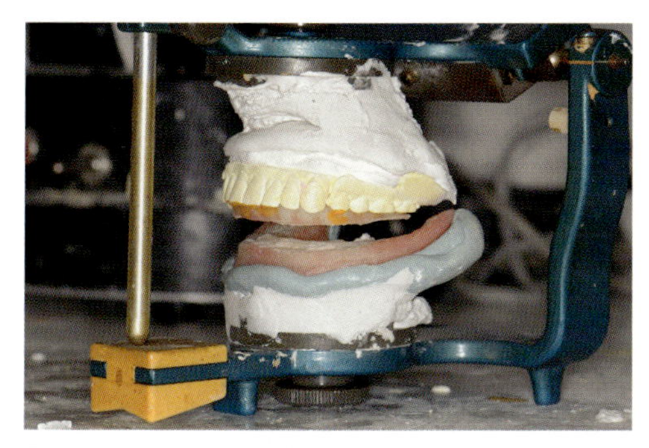

図40－20　下顎顎堤部にコピーデンチャーの床相当部を戻す.

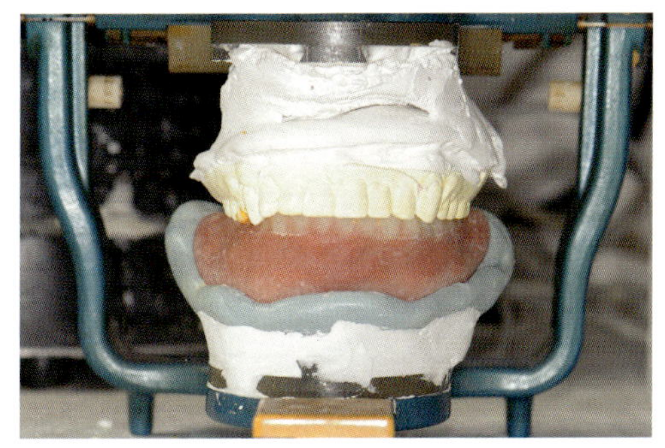

図40－21　人工歯と床部の隙間（挙上した高さに相当する部分）を即時重合レジンで埋めた後，研磨を行う.

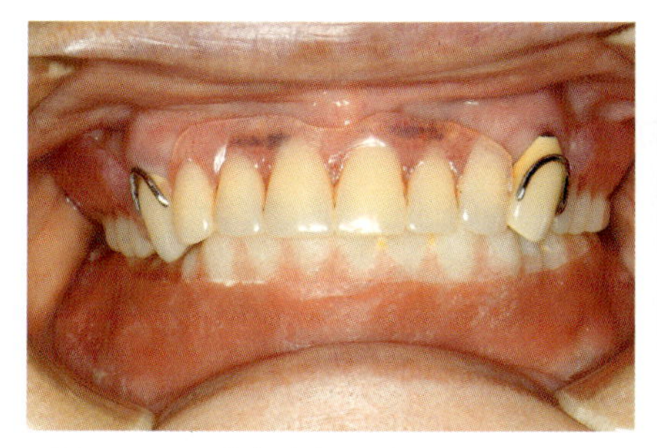

図40－22　咬合高径を高くしたコピーデンチャーを装着.

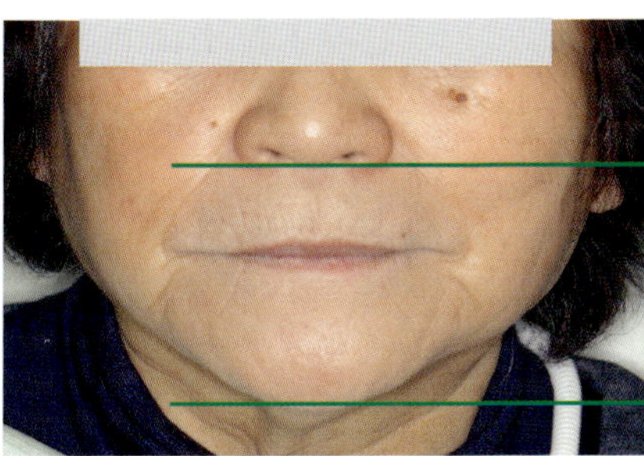

図40－23・24　しばらく使っていただく．最初は違和感があったが，使用していくと特に問題はないということであった.

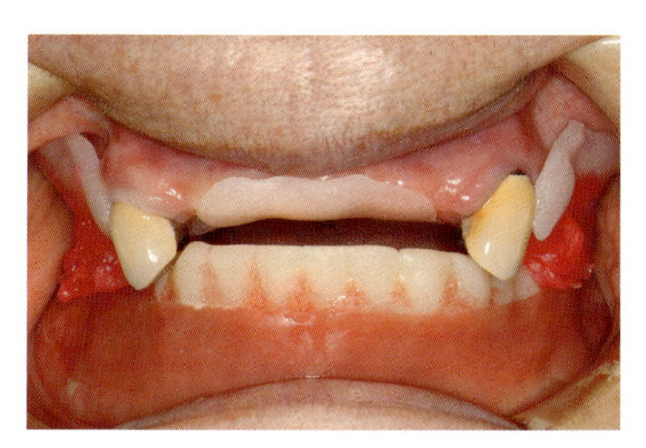

図40－25　上顎パーシャルデンチャー作製のための咬合採得.

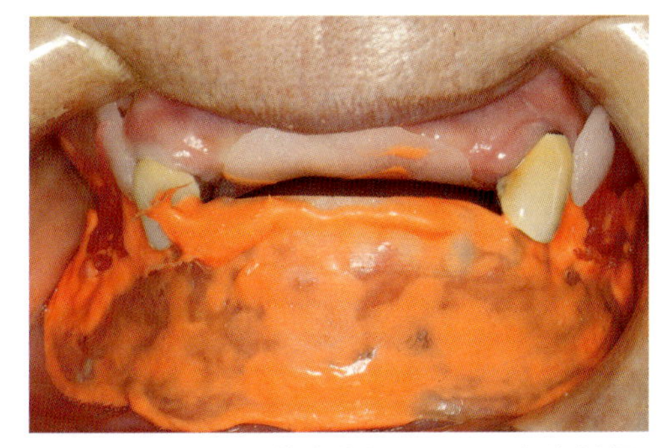

図40－26　下顎総義歯作製のための印象採得．咬合採得をシリコーン印象材にて一度に行う.

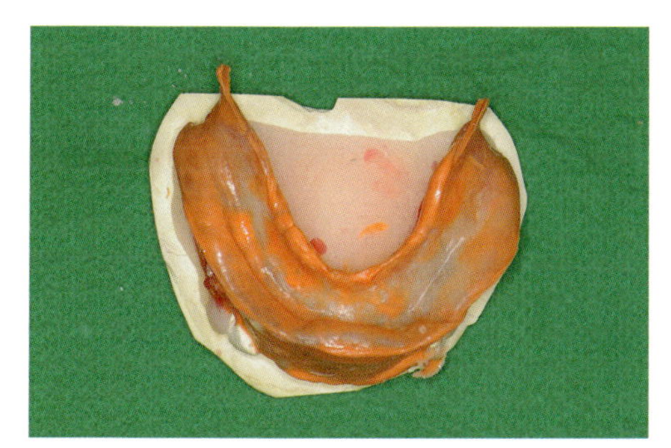

図40－27　シリコーンによる印象採得後の粘膜面観.

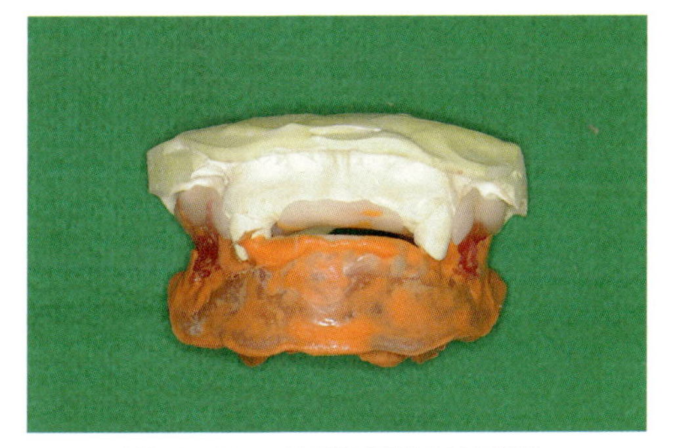

図40－28　上下採得後の正面観.

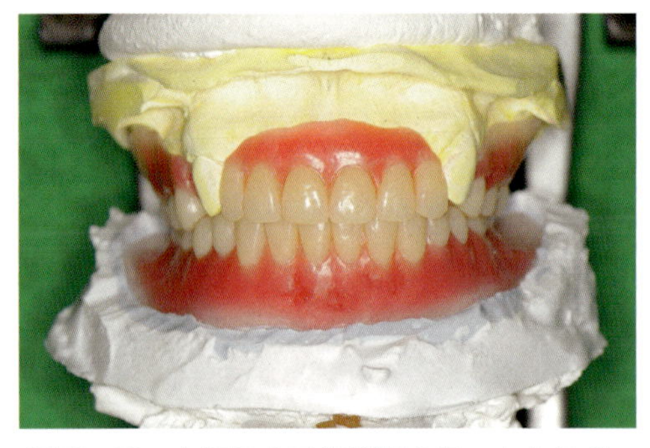

図40－29　上下の人工歯排列を行ったところ．

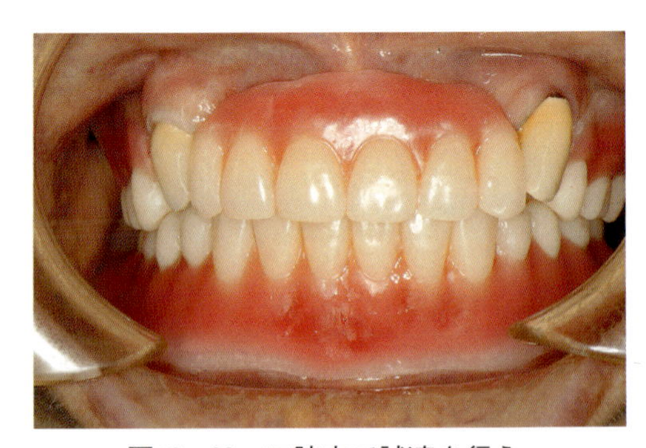

図40－30　口腔内で試適を行う．

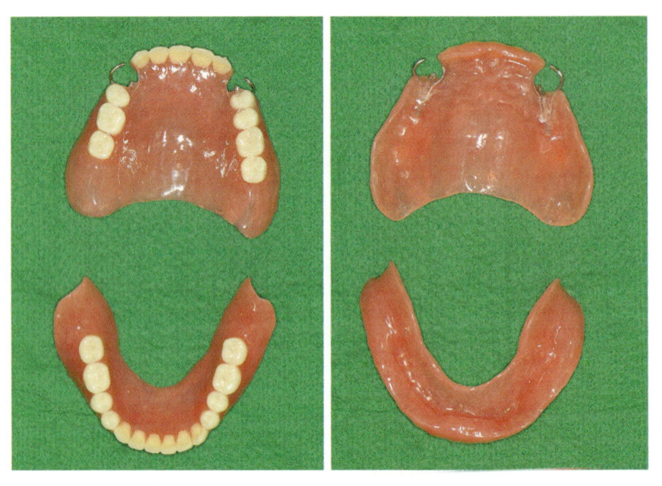

図40－31・32　完成した上下新義歯．

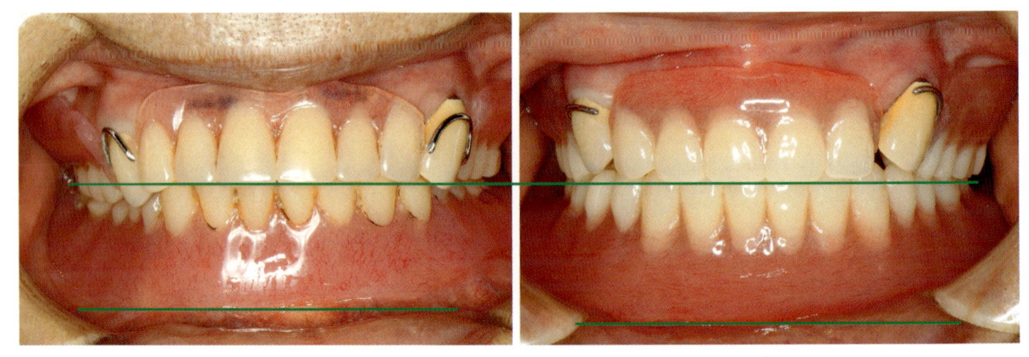

図40－33・34　上下旧義歯（左）と上下新義歯（右）．

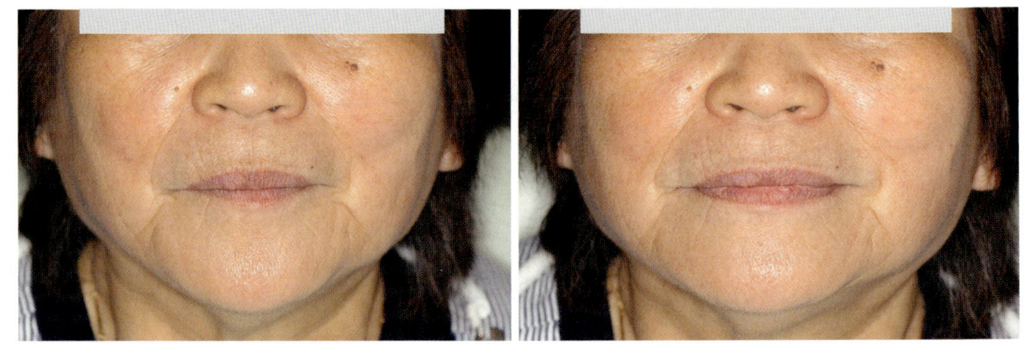

図40－35・36　義歯装着時の顔貌の変化（左は旧義歯，右は新義歯）．「（術者）いや～，お若くなりましたね」「（患者）え～，そうですか」（満面の笑み）．

Q8 認知機能が落ちてきた患者さんへの対応は，どうすればよいか？

そう複雑な形態とも思えないパーシャルデンチャーでも，高齢者（認知症ではなくても）にとっては着脱が困難な場合があります．患者さんの状況によっては，できるだけシンプルな設計にすることが求められます．

上顎に 1，2 歯だけ残存しているケースなどで鉤歯が動揺していた場合，パーシャ

■認知機能が落ちてきた患者さんへの対応症例

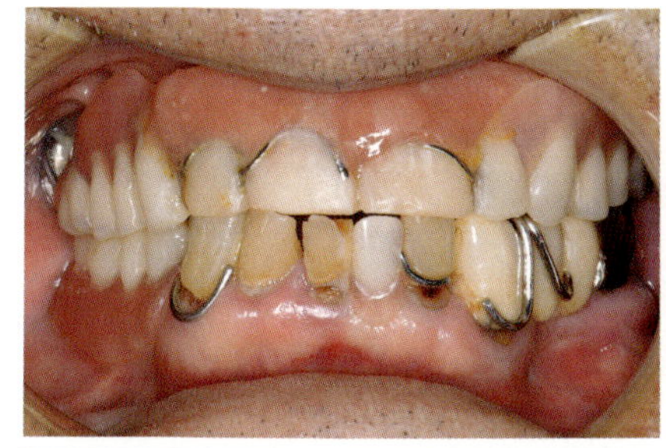
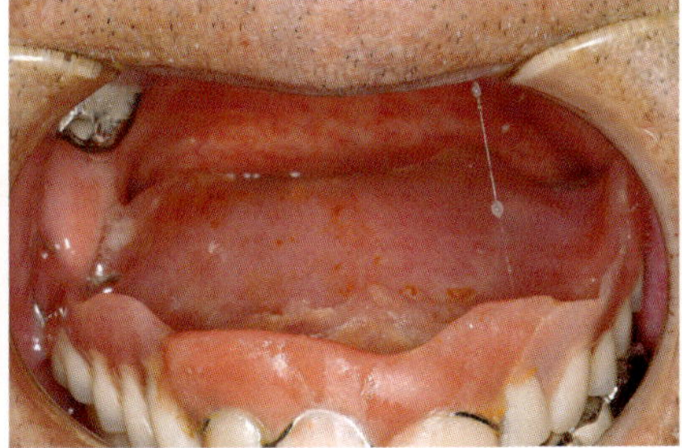
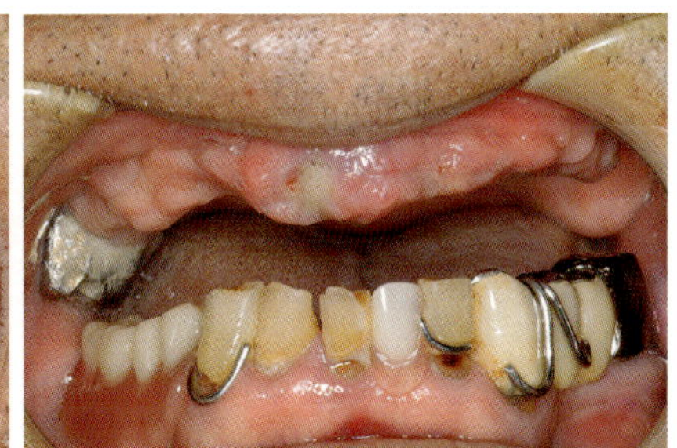
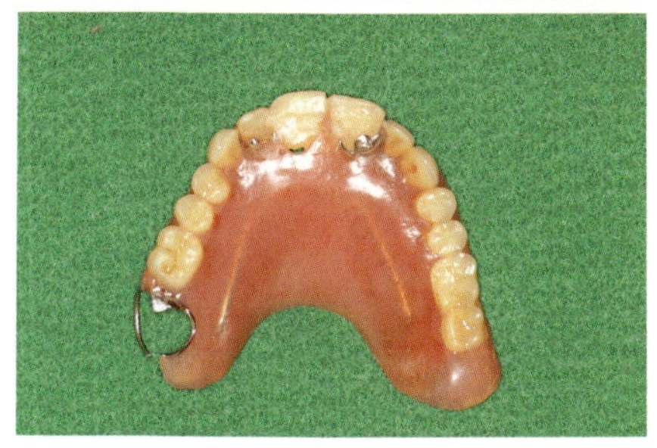

図41-1～4　7|の 1 歯残存．下顎右側臼歯部は義歯で，同左側臼歯部はブリッジ．主訴は「上の入れ歯が落ちる」

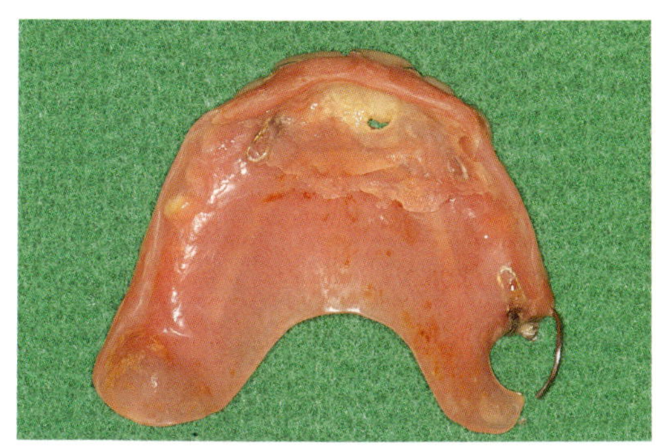
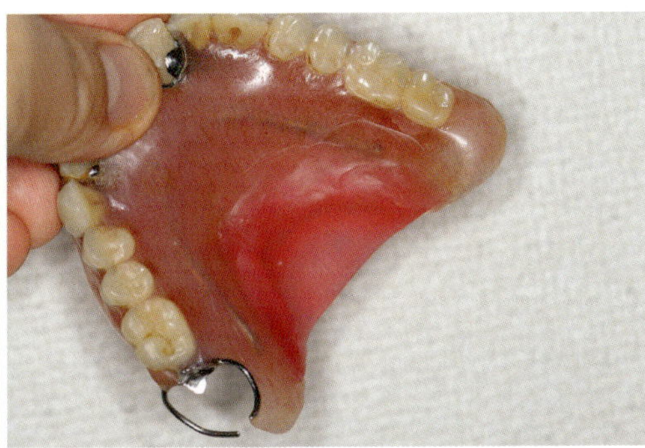

図41-5・6　7|抜歯後，旧義歯を総義歯形態へ修正．口蓋後縁部を延ばすためパラフィンワックスを使用．

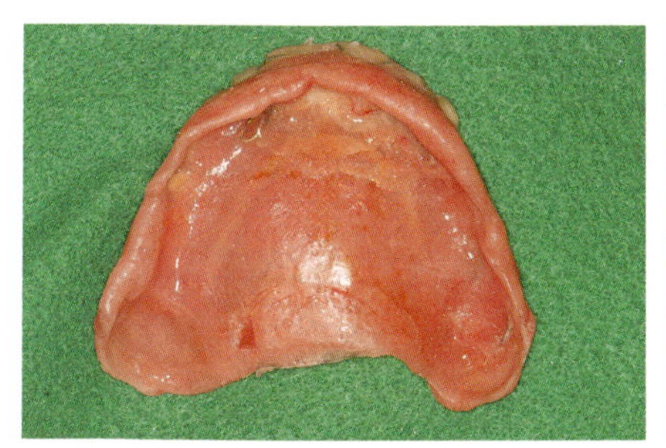

図41-7　後縁も含めた辺縁と義歯粘膜面を修正．

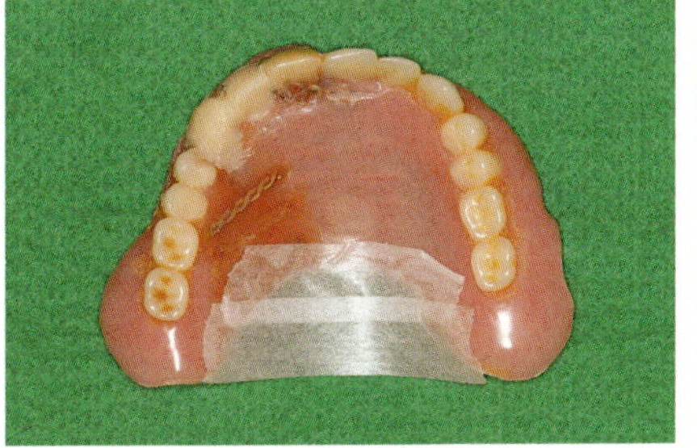

図41-8　後縁を延ばす際に，パラフィンワックスではなく紙絆創膏を使うことも．

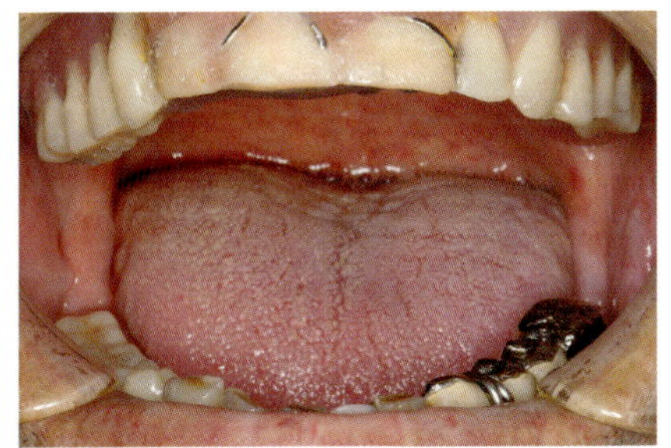

図41-9「うわっ，全然落ちんごとなった！」（「全然落ちなくなった」の意）．患者の心をしっかりつかむ．

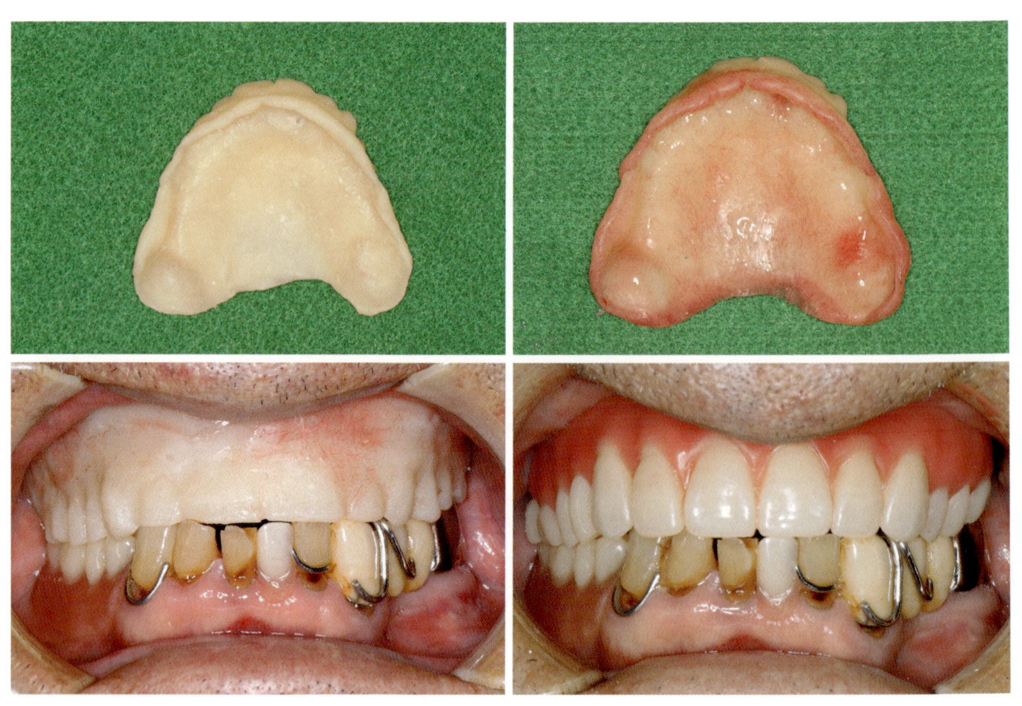

図41－10～13　コピーして，合わせて，しばらく使っていただいて，問題がなければ新義歯へ移行．人工歯の形態が変わるので，試適をして患者さんに確認を行った．

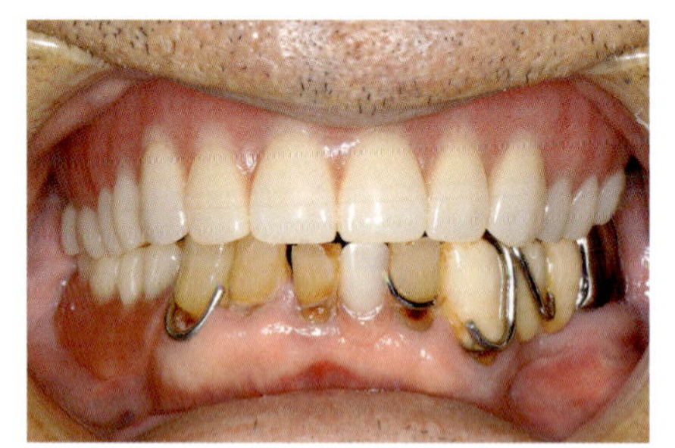

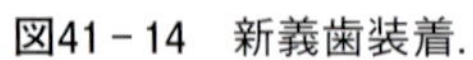

図41－14　新義歯装着．

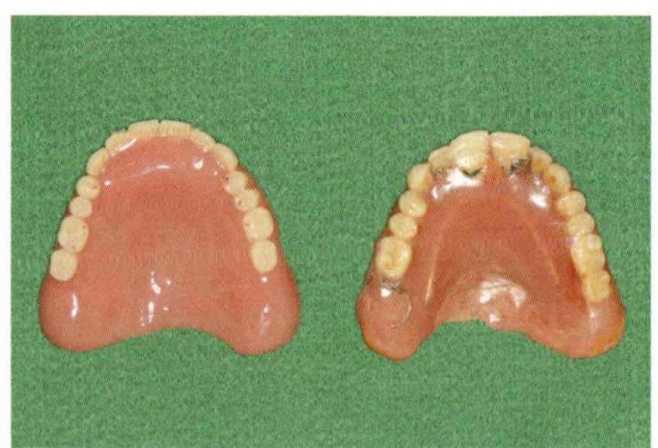

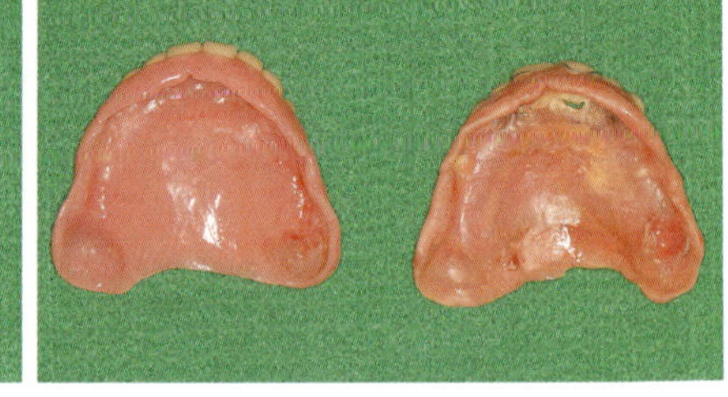

図41－15・16　新義歯（左）と増歯後の旧義歯（右）との比較．

ルデンチャーがうまく着けられなかったり，外すときに痛みを感じて義歯の装着を徐々に敬遠し，さらに鉤歯の動揺や挺出がひどくなり，ますます義歯が入らない悪循環に陥ってしまうこともあります．こんなときは鉤歯の位置や咬合状態によっては思い切って抜歯をして，総義歯を作製したほうが咬合や吸着が安定し，かえって患者さんが使いやすい場合もあります（**図41**）．

さらに認知症などで口腔内の衛生管理がお一人で上手くできないなどの状況が重なれば，尚のこと総義歯へ移行したほうがよいのではないかと思えることもあります．全身疾患との関係で抜歯ができない場合は，歯冠部を切断して根面を被覆し，残根上義歯とすることもあります．

Q9 便利な器具，使いやすい器具はあるか？

有床義歯を作製する際，基準とするものが失われていることが多々あります．その場合，統計上の値だとか解剖学的ランドマークを頼りにすると思いますが，その手助けをするような器具もいろいろ出ています．

私の場合，咬合高径をどうしようかと思ったら，迷わずビーナスゲージ（Ciメディカル）を使用しています（**図42**）．また，顔貌に対する上顎前歯部の切縁のラインを設定する際にSレベライザー（テクノステップ）を使用することもあります（**図43**）．うまく使用すれば，チェアタイムの短縮と完成補綴物の精度を上げることに役立つと思います．

■咬合高径測定器具

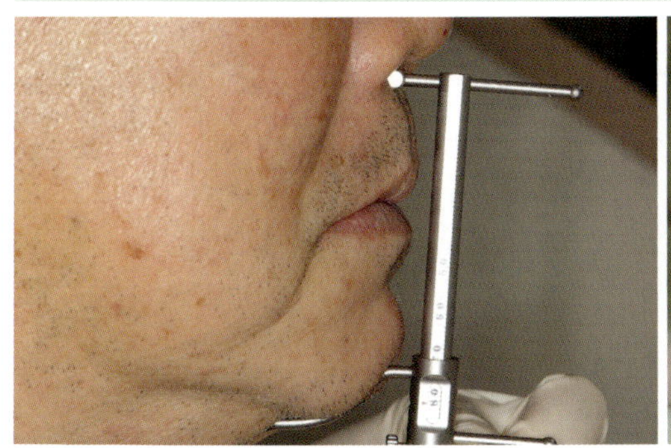
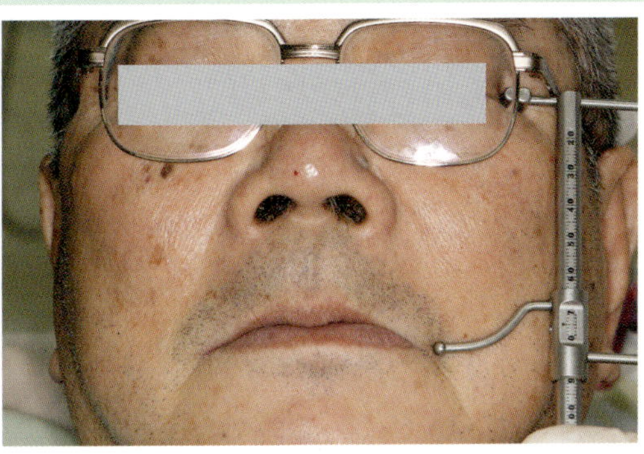

図42－1・2　咬合高径に迷ったら……．ビーナスゲージ（Ciメディカル）．

■顔貌に対する水平面を採得する器具

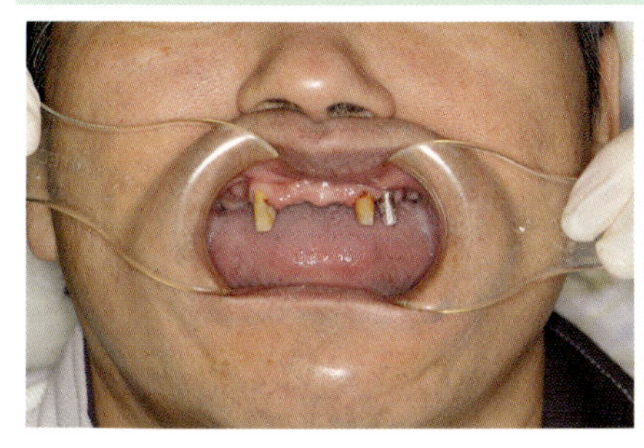
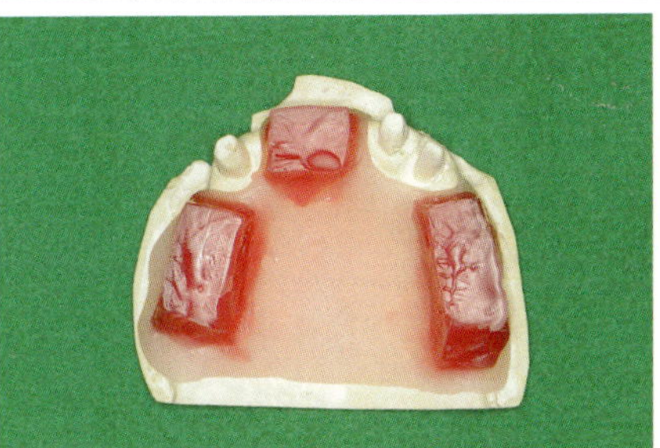
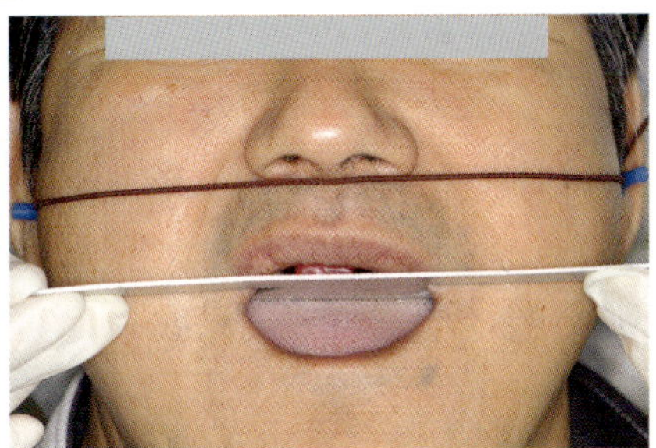

図43－1～3　支台歯形成してある模型だけでは，顔貌に対する位置関係がわかりづらい．

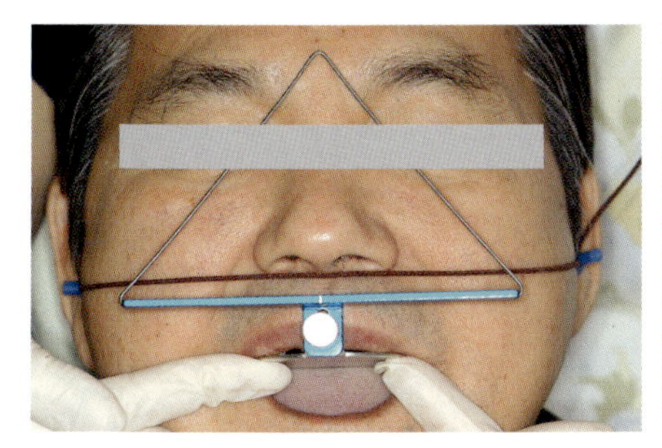

図43－4　Sレベライザー（テクノステップ）．

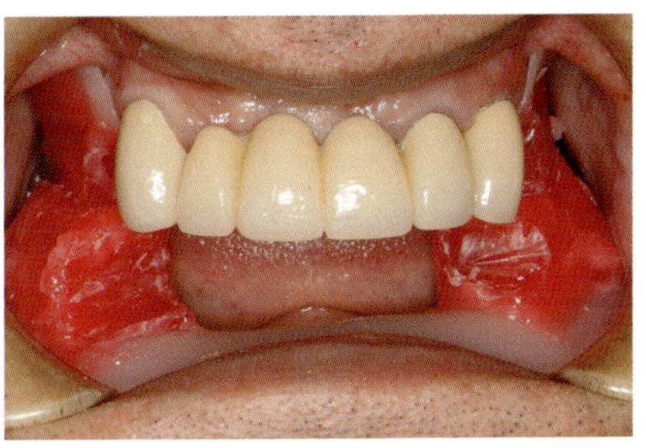

図43－5　採得した水平面を参考にして作製したブリッジ．

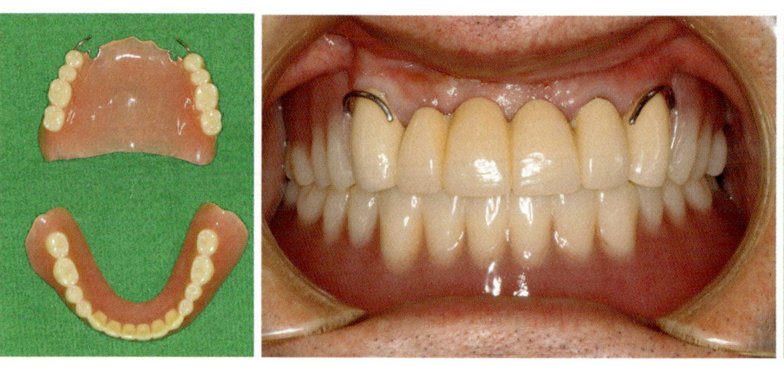

図43－6～8　③21|1②③ブリッジと上下新製義歯を装着（中央）.

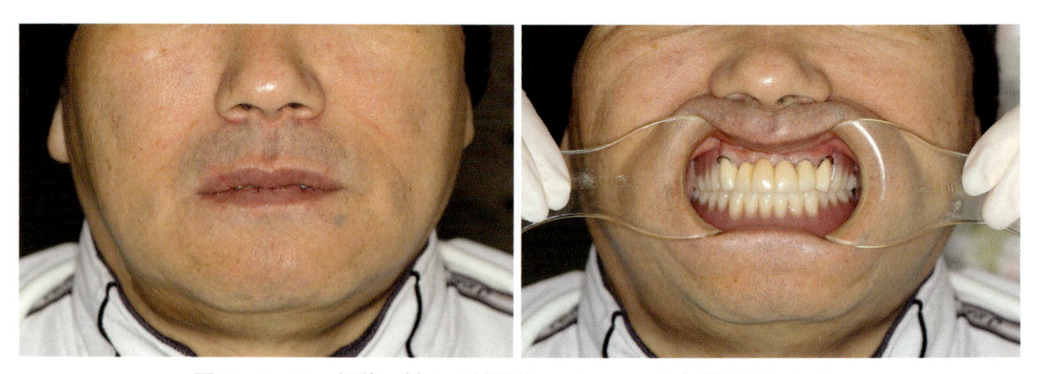

図43－9・10　顔貌に対する補綴物のバランスも良好と思われる.

Q10 義歯修理への対応は，どうすればよいか？

有床義歯の場合，床やクラスプの破折，人工歯の脱落などによる修理，また残存歯の脱落のために追補（増歯）が必要になることがあります．私のところには飛び込みでお見えになられる場合も結構あります．院内に技工士さんがおられるところはよいものの，そうでないところは自分で何とかしなくてはなりません．ちなみに私のところには技工士さんも代診の先生もおりません．新たな鋳造物（クラスプやバー）の新製を必要としない場合は，ほとんど自分で修理を行っています．外れた人工歯を付け直す，亀裂の入った部分をレジンで補修するくらいでしたらそれほど時間はかかりませんが，クラスプが破折していたり，追補が必要な場合は時間がかかります．そのようなときは欲張らず，まず最低限の修理を心がけています．しかし可能であれば，できるだけチェアサイドで修理をし，最低限その日のうちに患者さんが義歯を着けて帰れる状態にはしたいと思っています．

その場合は，即時重合レジンをいかに使いこなすかが重要なポイントとなります．即時重合レジンも各メーカーでいろいろなものを出していますが，それぞれ硬化時間や硬化後の硬さなどに特徴があります．それらを把握した上で，自分の使いやすい即時重合レジンを選択したいものです．私の場合，チェアサイドでの即時重合レジンの操作に慣れるに従って，硬化時間が短いものを選択するようになっていきました．慣れないうちはあまり早く固まり過ぎて焦っていたのが，慣れてくると硬化時間が遅く感じられるようになってきたためです．硬化時間が短いとチェアタイムを短縮することができます．

口腔内で直接修理を行う際は，アンダーカットへの配慮を怠るととんでもないことになってしまいます．これは直接法での床裏装にもいえることですが，特にパーシャルデンチャーの場合，アンダーカットにレジンが入り込んだ後，いったん硬化してしまうと義歯を切断しないと取り出せなかったり，最悪の場合は残存歯の抜歯に至るケースもなくはありません．アンダーカットにはワセリンや仮封材を使い，レジン硬化後の義歯の撤去がスムーズに行えるように注意が必要です．

時間に余裕のある場合はいいですが，ほかの患者さんの診療時間が迫っているときに技工作業を行うと，焦りが焦りを呼んで，いわゆる「泥沼にはまった状態」に陥ってしまうこともあります．こんなときはできるだけ欲張らず，まず最低限の修理を行い，次回のアポイントをとるようにしています．

上顎パーシャルデンチャーの鉤歯が抜けてしまい，「口を開けると義歯が落ちてしまう」と飛び込みの患者さんがお見えになる場合があります．とりあえず落ちないような状態にしないと，患者さんはユニットから立ち上がろうとはしません．そんなときは，応急処置として義歯安定剤をお渡しし，次回の予約をとったりすることもあります．一見邪道のようでもありますが，義歯安定剤もうまく使えば重宝する材料です．

Q11　これから義歯は増えていく？　減っていく？

高齢者の割合はあと数十年増えていくといわれています．インプラントをやれる患者さんばかりではありませんので，義歯に対する需要も必ず増えていくと思われます．

テレビの経済番組などで，「高齢者はお金を持っている」と聴くことがあります．しかし本当にお金を持っている方ばかりでしょうか．地域性などもあるでしょうが，年金暮らし，わずかな蓄え，保険の義歯でさえ「もう少し安いやつはないのですか？」という患者さんもいらっしゃいます．

そして確実にいえることは，これからはより蓄えのない高齢者が今よりも増えていくということです．さらに戦前の教育を受けてきた我慢強い高齢者は減っていき，権利を主張することが当然と教えられた戦後生まれの高齢者が増えていきます．俗っぽい言い方をすると「お金は出せないが口は出す」患者さんが多くなっていくと思われます．そう考えると，われわれ歯科医師も“より確かな技術を持っていないと厳しい時代”が待っているのは間違いありません．

患者さんの要求がより高度化する中，得意なテクニックに磨きをかけるのと同時に，予期せぬアクシデントに見舞われても第２第３の矢が放てるように，臨床の引き出しを増やす努力を常に怠らないようにしたいものです．

おわりに

私の有床義歯臨床の師匠（教祖様？）は村岡秀明先生だと勝手に思い込んでおります．村岡先生のご講演を聴いたり，動画を見る度に「明日からもまた頑張ろう」という元気をもらうことができます．

そのほかにも，保険診療を行っていく上で大きな出会いがいくつかありました．

保険診療では正確な処置を行うことはもちろんですが，時間をかけずに行うことがどうしても要求されます．20年以上前になりますが，私が卒業して２年目，まだ勤務医をやっている頃に北九州市八幡西区の上野道生先生のところに週に１回，１年間ほど通わせていただきました．歯科医院過剰時代はすでに始まっており，上野歯科医院の周りも激戦区でしたが，待合室の患者さんは朝から晩まで途切れることはなく，常に溢れかえっておりました．道生先生の歯周外科などの技術は，卒直後の新米の私にとって憧れでした．それとともに道生先生の横で形成，充填，根管治療などを正確に，そしてスピーディにこなし多くの患者さんを診療していく奥様の上野純子先生のパワフルさには，常に圧倒されておりました．その当時，純子先生から「内田先生，保険診療はいかに正確に早く（速く）終わらせるかですよ」とアドバイスを受けました．当時のメモ帳を広げると，道生先生の術式よりも純子先生の手技や患者さんへの治療に対する説明などの記載のほうが多く記されておりました．

もうひとり，大住幸子さんというベテランのスタッフの方がおられました．純子先生から何回かテンポラリークラウンを作るように指示されたのですが，時間ばかりかかり，マージンも甘く，咬合調整も不正確でした．「先生，それじゃあダメですねぇ」と何度もダメ出しを受けました．「先生，見ててください」と大住さんは即重レジンを魔法のように操り，あっという間に硬質レジンジャケット冠かと見間違うようなテンポラリークラウンを作っていきました．当時まだテンポラリークラウン自体の点数はありませんでしたので，「先生，こんなところに時間をかけてちゃダメですよ」といわれました．このとき，即重レジンをいかに早く使いこなすかの重要性を痛感いたしました．大住さんはその後ガンを患われ，残念ながら他界されてしまったのですが，私にとっては今でも「即重レジンの師」であると勝手に思っております．

また，最初に勤務させていただいた叔父である内田雄治先生にも大変感謝しております．内田雄治先生は福岡県，福岡市の歯科医師会で医療保険分野の要職を30年以上にわたって歴任されており，保険診療のあらゆることを勉強させていただきました．

今回，私は特別な手技を持ち合わせているわけでもない，どこにでもいる保険医の一人として有床義歯を作る際にやっていることを述べさせていただきました．目新しいこともなく，保険の有床義歯を作られた経験のある先生にはよく出くわす話もあったことと思います．共感される先生,「それじゃあ，いかんだろ」と思われる先生など，いろいろいらっしゃると思います．機会があればご批判を拝聴させていただきたいと思います．

最後に，今回の出版にあたってお世話になりました株式会社ヒョーロン・パブリッシャーズの渡邊　潤様，いつも無理難題を快く引き受けてくださる江里デンタル・ラボラトリー様，部家デンタルラボ様に，この場を借りて感謝申し上げます．

2015年7月

内田雄望

【著者略歴】

村岡 秀明（むらおか ひであき）

1947年　千葉県市川市に生まれる
1972年　神奈川歯科大学卒業
　　　　村岡歯科医院（東京都中央区）勤務
1976年　北海道の町立診療所赴任
1980年　千葉県市川市にて開業，現在に至る

著　書
保険の総義歯をどう作るか（ヒョーロン，1996）
村岡秀明の総義歯臨床図鑑（デンタルダイヤモンド社，2002）
総義歯臨床ワンポイントQAブック（ヒョーロン，2003）
その他，多数

診療所
千葉県市川市宮久保1－23－23
むらおか歯科・矯正歯科クリニック

内田 雄望（うちだ たけもち）

1965年　福岡県福岡市に生まれる
1990年　神奈川歯科大学卒業
　　　　うちだ歯科医院（福岡市東区）勤務
1994年　福岡市東区にて開業，現在に至る
2002年　福岡市歯科医師会 委員
2015年　福岡県歯科医師会 理事

診療所
福岡市東区千早1－16－22
歯科ウチダクリニック

今，保険の義歯をどう作るか
より良いものを，より効率よく

2015年8月11日　第1版第1刷発行　＜検印省略＞
2021年11月12日　第1版第3刷発行

著　者　村岡秀明／内田雄望
発行者　髙津征男

発行所　株式会社ヒョーロン・パブリッシャーズ
〒162-0041　東京都新宿区早稲田鶴巻町531-5　OKADOビル
TEL 03-6709-6771　振替 00140-9-194974
URL：https://www.hyoron.co.jp　E-mail：edit@hyoron.co.jp
印刷・製本：大日本印刷

ISBN978－4－86432－029－0 C3047
落丁・乱丁本は書店または本社にてお取り替えいたします．

今，保険の義歯をどう作るか

—より良いものを，より効率よく—